Docteur Marcel Bifaur

*Chef de Clinique laryngologique du Dispensaire général de Lyon*

DE

# L'APHONIE CÉRÉBRALE

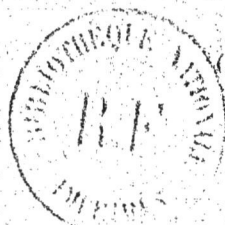

(APHONIE DITE NERVEUSE)

*Son traitement par le « PROCÉDÉ DE GAREL »*

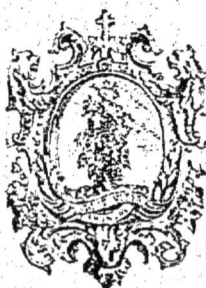

AUXERRE

OCTAVE CHAMBON, IMPRIMEUR-ÉDITEUR

8, RUE DU COLLÉGE, 8

—

1899

Dr MARCEL RIFAUX

DE

# L'APHONIE CÉRÉBRALE

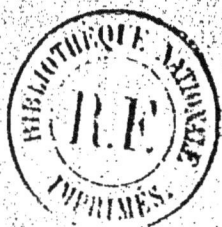

## (APHONIE DITE NERVEUSE)

*Son traitement par le « PROCÉDÉ DE GAREL »*

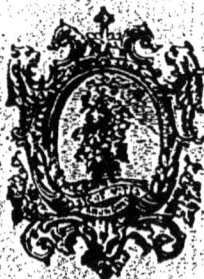

AUXERRE

OCTAVE CHAMBON, IMPRIMEUR-ÉDITEUR

8, RUE DU COLLÈGE, 8

1899

A MON PÈRE ET A MA MÈRE

A MON ONCLE, MONSIEUR L'ABBÉ RIFAUX

Curé de Lézinnes

A MONSIEUR LE DOCTEUR ROUGIER

HOMMAGE DE PROFONDE RECONNAISSANCE

A MONSIEUR & MADAME FÉLIX MARTEAU
A MONSIEUR & MADAME LÉON CHAINE

TÉMOIGNAGE DE RESPECTUEUSE AFFECTION

# A MON VAILLANT AMI CHAMBON

Directeur de *La Bourgogne*, d'Auxerre

TÉMOIGNAGE D'INALTÉRABLE AMITIÉ

Nous remercions tout d'abord Monsieur le Professeur Bondet d'avoir accepté la Présidence de notre Thèse : c'est un honneur dont nous sentons tout le prix.

Monsieur le Docteur Garel, Médecin des hôpitaux, dont nous avons suivi les brillants enseignements de laryngologie, en son service de l'Antiquaille, a bien voulu mettre à notre disposition pour notre Thèse, les nombreuses ressources documentaires qu'il possède ; qu'il reçoive ici tous nos remerciements et le témoignage de la sympathie la plus respectueuse que nous éprouvons pour lui.

Au cours de nos deux années d'externat, nous avons contracté de nombreuses dettes de reconnaissance.

Externe de Monsieur le Professeur Gayet nous savons tout ce que nous devons à ses précieux enseignements de chirurgie oculaire.

Monsieur le Professeur agrégé Lannois, Médecin des hôpitaux, nous fit bénéficier pendant six mois de ses savantes leçons d'otologie et nous témoigna toujours une sympathie constante, qu'il reçoive nos meilleurs remerciements.

La plus respectueuse affection nous attache à Monsieur le Professeur agrégé Nové-Josserand, chirurgien des hôpitaux. Pendant le temps où nous fûmes son secrétaire à l'hôpital de la Croix-Rousse, il ne nous marchanda ni ses précieux conseils, ni sa sympathie. Il est de ceux qu'on ne sait ni ne peut oublier.

Monsieur le Docteur Dor, ex-professeur d'opthalmologie de l'Université de Berne, a bien voulu pendant toute l'année, nous admettre en sa clinique privée, pour nous faire bénéficier de sa connaissance approfondie de l'opthalmologie, nous lui en sommes profondément reconnaissant. La libéralité si avenante avec laquelle il accueille chez lui tous ceux qui sont désireux de suivre son enseignement privé, témoigne de toute sa hauteur de vue.

Il nous reste enfin la tâche la plus douce, celle de remercier Monsieur le Docteur Rougier, Médecin de la clinique laryngologique du Dispensaire Général de Lyon. En voulant bien nous prendre pour son assistant et en nous confiant en maintes circonstances la direction complète de son service de laryngologie, où plus de 150 malades viennent toutes les semaines se faire traiter, il nous a rendu les plus éminents services. Nous savons tout le prix des conseils pratiques qu'il nous a prodigués pendant deux ans et sommes particulièrement touché de toute l'affection dont il ne cesse de nous honorer depuis que nous le connaissons.

M. R.

# AVANT-PROPOS

Propager le procédé si souvent efficace, préconisé par le docteur Garel en 1887 pour le traitement de l'aphonie nerveuse, telle fut l'origine de notre thèse.

Nous fûmes, en outre, singulièrement encouragé à faire une revue générale de cette question, en constatant qu'il n'était point de travail plus récent en la matière que celui de Follenfant remontant à 1879.

De plus, trouvant personnellement un attrait tout particulier dans l'étude et l'observation des états pathologiques étroitement liés aux perturbations d'ordre psychique et moral, il n'était point dans le domaine de la laryngologie d'étude plus passionnante pour nous, que celle concernant ces aphonies éclatant et disparaissant brusquement à la suite d'une émotion vive et révélant plus que toute autre, la mystérieuse influence réciproque de l'âme sur le corps et du corps sur l'âme, influence dont la nature intime sollicite depuis la plus haute antiquité les méditations des philosophes et des médecins.

La solution de cette question quant à son essence, non seulement ne nous semble pas plus nette, plus satisfaisante à l'heure présente qu'au temps d'Aristote, mais encore, nous paraît à jamais devoir rester mystérieuse, soit que l'on ait foi, comme nous-même, à la vieille doctrine franchement spiritualiste affirmant sans réticence la différence de nature entre l'âme et le corps, soit au contraire, que l'on tienne pour vérité, la teneur de la doctrine matérialiste.

Mais que nous importe au point de vue médical ces obscurités qui en font précisément tout l'attrait au point de vue philosophique, si, en présence de ce fait aussi banal qu'irrécusable l'influence manifeste du psychique sur le physique, et du physique sur le psychique, on reste convaincu que là se trouve la base d'une thérapeutique féconde.

En effet, qui ne sait que par l'exercice quotidien de la volonté, il est possible d'en accroître la vertu à un point tel qu'elle devient capable d'exercer sa puissance dominatrice jusque sur les fonctions en apparence les plus étrangères à son domaine. Et s'il est possible d'agir volontairement même sur l'intestin d'une façon presque impérieuse, comme nous le démontrait récemment au lit de ses neurasthéniques le docteur Dubois privat-docent de l'Université de Berne, combien plus puissante encore sera l'action de cette volonté lorsqu'elle exercera son empire sur le centre cortical phonatoire, qui est bien physiologiquement parlant, de par sa corticalité, du domaine volontaire même.

Et c'est là une des raisons pour lesquelles nous avons admis dans notre travail (à l'encontre de beaucoup d'auteurs) une aphonie purement psychique que l'on ne doit point confondre avec toutes les autres aphonies nerveuses, d'origine hystérique, réflexe, toxique.

Pour nous, il n'y a pas une aphonie nerveuse, mais des aphonies nerveuses.

Nous avions tout d'abord l'intention de ne traiter que de l'aphonie psychique pure, mais nous nous sommes rendu compte qu'il serait trop artificiel de distraire, malgré son autonomie, l'aphonie psychique des autres aphonies d'origine corticale justiciables d'influences provocatrices autres que l'élément psychique.

Et alors nous avons fait rentrer dans le cadre de notre

travail, toutes les aphonies relevant soit de point de départ réflexe, soit de maladies infectieuses ou d'intoxications. Nous parcourons ainsi de même l'autre face du problème phisolophique posé, c'est-à-dire les rapports du physique sur le psychique.

En effet, tout-à-l'heure, nous avions vu l'élément psychique entravant la fonction phonatoire de par lui-même, maintenant, au contraire, nous sommes en présence d'un état pathologique d'origine soit réflexe, soit infectieux, soit toxique ravissant le centre phonatoire à l'influence de la volonté. Cette fois le problème thérapeutique change également de face, puisque ce n'est plus à l'élément psychique hors de cause qu'il convient de s'adresser, mais au contraire à son organe mis dans l'impossibilité de recevoir l'incitation volontaire.

Poser ainsi la question, c'était singulièrement élargir les limites de notre travail et nous obliger à choisir un titre de cadre suffisamment général, suffisamment extensif pour que notre classification ne s'y trouve point à l'étroit.

Les dénominations si souvent en vigueur d'aphonie psychique, d'aphonie émotionnelle, d'aphonie hystérique, ne pouvaient prétendre maintenant qu'à figurer parmi les subdivisions de notre travail en raison de la compréhension plus restreinte et plus précise que nous leur avons donnée.

Restait il est vrai le terme *d'aphonie nerveuse*, en faveur duquel on pouvait invoquer et la tradition courante et le caractère suffisamment extensif. Mais l'épithète de « nerveuse » n'est-elle point trop vague et n'évoque-t-elle point dans l'esprit du lecteur la possibilité de lésions ou de perturbations pouvant siéger sur tout le domaine du système nerveux dont est tributaire le larynx !

S'il est vrai, comme nous le pensons avec notre Maître M. le docteur Garel, que la véritable aphonie est toujours d'origine cérébrale, pourquoi ne point serrer davantage

notre définition et tout en la rendant plus précise lui donner en même temps une signification non pas plus ex-
tensive, mais du moins plus compréhensive, en tenant
compte du point de vue pathogénique. Sous le bénéfice
de ces réflexions, nous proposons la dénomination *d'a-
phonie cérébrale.*

En effet, que les aphonies revendiquent pour point de
départ un réflexe, une infection, une intoxication, il faut
toujours pour la voir apparaître l'appoint cérébral, les
autres facteurs ne jouant pour ainsi dire que le rôle d'a-
gents provocateurs ! Toutes les autres affections du larynx peuvent bien s'accompagner de troubles de la voix
très divers, tels la raucité, la dysphonie, la voix eunuchoïde, mais jamais d'aphonie pure, celle-ci étant toujours
fonction de perturbation cérébrale. Nous en avons la
preuve dans toutes ces aphonies qui ne révèlent au laryngoscope aucune altération organique ou fonctionnelle
dans toutes celles encore qui s'accompagnant d'ulcérations ou de phénomènes paralytiques disparaissent subitement par le traitement de Garel ou le traitement électrique. Dans ces derniers cas, la raucité ou la dysphonie
succède à l'aphonie, comme témoins de l'ulcération ou
de la paralysie.

L'appellation d'aphonie cérébrale nous semble donc
parfaitement justifiée.

Mais avant d'entrer dans l'étude même de l'aphonie
cérébrale, il nous semble utile de dire d'une façon très
précise ce que nous entendons par aphonie. Beaucoup
d'auteurs non laryngologistes confondent encore le mutisme avec l'aphonie. C'est là une grossière erreur.

Il faut entendre par aphonie : « *L'impossibilité où se
trouve le malade de parler à haute voix, tout en pouvant encore articuler les mots. Dans l'aphonie complète,
la voix est absolument comparable à celle d'un homme
qui parle volontairement à voix basse. La parole est
pour ainsi dire soufflée.* »

# ETIOLOGIE

Si l'on parcourt toutes les observations classées par les différents auteurs sous le nom d'*aphonie nerveuse*, on reste frappé au premier abord de la multiplicité et de la complexité des causes généralement invoquées dans l'étiologie de cette affection.

C'est ainsi par exemple que Follenfant (1) les divise en quatre groupes :

« Le premier groupe, dit-il, comprend les causes que nous appellerons directes, parce qu'en effet, elles agissent directement sur les cordes vocales inférieures. Ce sont les laryngites aiguës simples ou diphtéritiques, les efforts vocaux, le froid, la maladie rhumatismale, les névroses du larynx.

« Le deuxième groupe comprend les aphonies que l'on a pu relier à des altérations organiques siégeant en d'autres points de l'économie souvent fort éloignés du larynx : ce sont les causes que l'on est convenu d'appeler réflexe : Maladies de l'utérus, maladies physiologiques de celui-ci par la grossesse, par l'établissement ou le retard des règles, etc.

« Dans le troisième groupe nous avons rangé les états généraux morbides : anémie par grandes hémorrhagies,

---

(1) Thèse de doctorat, Paris 1878.

chlorose, fièvre typhoïde, syphilis, tuberculose pulmonaire.

« Le quatrième groupe très important comprend les aphonies causées par les états nerveux persistants comme l'hystérie, l'épilepsie, la chorée, ou passagers comme l'éclampsie, les congestions cérébrales de médullaires et les émotions vives. »

Cette classification nous semble justiciable de plusieurs reproches :

1° Les éléments qui composent chacun des quatre groupes sont juxtaposés d'une manière trop artificielle : c'est ainsi qu'il nous est impossible de laisser dans la même catégorie : « le froid » et « la diphtérie » avec les « congestions cérébrales et médullaires » et « les émotions vives ».

2° L'aphonie purement psychique qui absorbe à elle seule les 8/10 des aphonies nerveuses ne nous semble pas suffisamment mise en relief.

Enfin :

3° Nous ne voyons pas pourquoi les aphonies relevant des intoxications chimiques (cuivre, plomb, etc.) ne rentreraient pas dans notre cadre au même titre que les aphonies relevant des intoxications par les toxines (fièvre typhoïde, diphtérie, etc.).

Nous ne nous dissimulons pas qu'il est extrêmement difficile de présenter une classification précise. Les facteurs les plus variés peuvent concourir parfois simultanément à la création de l'aphonie nerveuse et il n'est pas rare d'observer à la fois : l'ébranlement psychique, le froid, l'hystérie, le toxique. Quel est alors parmi eux le facteur essentiel franchement déterminant ?

Parmi tous ces agents qui se présentent de front à l'origine de l'aphonie nerveuse quel est celui qu'il faut incriminer comme agent réellement causal au sens philosophique du mot, et quels sont ceux au contraire qui ne doivent figurer qu'à titre d'agents provocateurs ? Trop d'indéterminées, trop d'inconnues sont encore semées sur notre route pour répondre d'une façon précise à cette question. Tout ce que nous pouvons dire, c'est que tantôt un facteur unique suffit à lui seul pour créer l'aphonie, telle la frayeur, la colère ; tantôt au contraire, un ensemble de facteurs devient nécessaire, chacun à lui seul étant inefficace.

Quoiqu'il en soit, nous proposons la classification suivante :

Quatre groupes de causes bien distinctes rentrent également pour nous dans le cadre étiologique de l'aphonie nerveuse, mais l'ordre dans lequel nous échelonnons ces différentes causes n'est point un ordre factice, mais s'inspire au contraire de leur importance relative :

I. — *Aphonie psychique pure* ;

II. — *Aphonie hystérique* ;

III. — *Aphonie réflexe* :

    (A) Organes génitaux urinaires,
    (B) Influence traumatique,
    (C) Lésions nasales,
    (D) Froid,
    (E) Tube digestif, etc., etc. ;

IV. — *Aphonie toxique* par :

    (A) TOXINES : Tuberculose,
                Syphilis,
                Typhoïde,
                Choléra,
                Diphtérie, etc., etc. ;

    (B) TOXIQUES : Cuivre,
                 Phosphore,
                 Arsenic,
                 Belladone, etc., etc.

## APHONIE PSYCHIQUE PURE

Nous mettons cette aphonie en première ligne parce que dans les 8/10 des cas d'aphonie nerveuse, ce sont les ébranlements d'ordre moral et affectif qu'il faut incriminer. Nous sommes même convaincu que la plupart du temps l'hystérie, les intoxications si souvent invoquées comme causes essentielles resteraient à jamais inefficaces si l'appoint psychique ne venait leur prêter son concours.

« A vrai dire, disait déjà Laffitte, dans sa thèse de 1872, on ne connaît bien qu'un ordre de · uses franchement déterminées auxquelles on peut attribuer l'aphonie nerveuse purement essentielle, ce sont les émotions morales ».

Michelson (1) préfère l'appellation d'aphonie nerveuse à celle d'aphonie hystérique parce que, selon lui, l'affection se manifeste la plupart du temps chez des sujets non hystériques à la suite d'une frayeur.

Et en effet, si nous parcourons les nombreuses observations éparses dans les revues de laryngologie et les travaux spéciaux consacrés à notre sujet, nous surprendrons presque à chaque pas, à l'origine de l'aphonie dite « nerveuse » l'influence de la frayeur, de la colère, et de la joie.

Récemment encore nous avions l'occasion d'examiner à la clinique laryngologique du dispensaire, une jeune femme atteinte d'aphonie complète, survenue brusquement à la suite d'une frayeur, aphonie remontant à plus de trois mois, et nous relevions en même temps chez elle une vie conjugale extrêmement douloureuse, ayant désagrégé son mental d'une façon profonde, sans qu'il nous fut possible de déceler le moindre stigmate hystérique. Et à ce propos, je suis complètement de l'avis de Michelson, cité plus haut, et suis intimement persuadé

(1) Annale Gougenheim Lermoyez, p. 65, 1895.

que l'hystérie est beaucoup plus rare qu'on ne le pense
en ce qui concerne les aphonies nerveuses.

Nous tenons de M. le docteur Garel une observation
extrêmement suggestive à cet égard :

Une jeune femme, en mangeant du raisin, croyant
qu'un pépin s'était arrêté dans son larynx, devint subitement aphone. Elle était depuis déjà longtemps dans
cet état lorsqu'elle vint trouver M. le docteur Garel, le
priant de vouloir bien lui enlever le corps étranger,
auteur de l'aphonie. L'examen laryngoscopique ne révéla
absolument rien. Se rendant compte immédiatement de
de la nature psychique de cette aphonie, M. le docteur
Garel se permit d'affirmer à la malade qu'il voyait le
corps du délit et que dans quelques instants il l'en
débarrasserait.

Il envoya sur le champ chercher un pépin de raisin, le
glissa entre les mors d'une pince qu'il introduisit profondément dans le larynx. Quelques secondes après il montrait
triomphalement le pépin à la malade qui recouvra la voix
d'une façon subite.

## APHONIE HYSTÉRIQUE

Les manifestations laryngées de l'hystérie se présen-
senteraient, d'après le docteur Thaon (1), sous quatre
types différents :

1° L'aphonie,
2° Les spasmes,
3° L'anesthésie,
4° L'hyperesthésie.

Le contingent d'aphonies nerveuses qu'elle traine après
elle est très important et justifie la place que nous lui
avons donnée dans notre classification.

Cependant beaucoup d'auteurs ont une tendance très
marquée à exagérer l'influence de l'hystérie et à ranger

(1) Annales Gougenheim-Lermoyez, page 3, 1881)

sous sa bannière la plupart des aphonies nerveuses. Sous prétexte que l'hystérie est bonne à tout faire, on la rend responsable de tout ce qui ne se réclame pas d'une lésion tangible, de tout ce qui sent de près ou de loin l'influence psychique.

En maintes circonstances, que d'aveux d'ignorance ne dissimule-t-elle pas ? Et quelle précieuse auxiliaire n'est-elle point souvent pour qui ne sait où chercher secours. Au point de vue de la question qui nous occupe, on ne saurait trop réagir contre cette tendance systématique, d'autant plus que la recherche la plus méticuleuse des stigmates hystériques restera le plus souvent négative chez les malades atteints d'aphonie.

« Il ne faut pas considérer, dit Grasset, l'hystérie comme un chapitre ouvert et confus où l'on entasse tous les nerveux sur lesquels on ne peut mettre une étiquette plus précise. On ne peut plus souscrire à cette phrase de Sydenham :

« Quand j'ai bien examiné une malade, que je ne trouve en elle rien qui se rapporte aux maladies connues, je regarde l'affection dont elle est prise comme une hystérie (1). »

## APHONIES RÉFLEXES

Ici se place un groupe d'aphonies nerveuses extrêmement important et varié, dans lequel il faut faire rentrer toutes les aphonies relevant ou bien :

D'altérations, d'excitations d'organes souvent très éloignés du larynx,

Ou bien :

De l'accomplissement d'une fonction physiologique.

(1) Hystérie mâle et Astasie-Abasie. Grasset, leçons de clinique 1891.

*(a) Organes génitaux urinaires*

L'apparition, le retard, l'écoulement trop abondant des règles sont des causes d'aphonies extrêmement fréquentes.

Le docteur Thibert a communiqué à Blache (1) l'histoire d'une jeune femme qui était prise d'aphonie complète quelques jours avant l'apparition des règles, et voyait sa voix revenir trois ou quatre jours après l'écoulement du sang mensuel.

Follenfant relate également dans sa thèse un fait personnel essentiellement suggestif. Et à cet égard il n'est point de clinicien n'ayant observé dans sa carrière de multiples observations corroborant ces faits.

Blache cite également de nombreux cas d'aphonies survenues pendant la grossesse à des périodes variables et ne guérissant qu'après l'accouchement.

Piorry (2) cite le cas d'une jeune dame chez laquelle l'application d'un pessaire, en faisant cesser un prolapsus de l'utérus, rétabli instantanément la voix qui avait baissé sensiblement depuis l'apparition de cet accident.

Tanchou parle d'une malade qui, atteinte d'une inflammation uréthro-vésicale, fut prise d'une aphonie complète qui ne cessa qu'avec l'écoulement blennhorragique.

*(b) Influence du traumatisme*

Nous n'avons trouvé, dans toute la littérature médicale, qu'une seule observation de ce genre, résumée dans les annales de Gougenheim-Lermoyez 1896, page 63.

« Sur un cas d'aphonie hystéro-traumatique par le professeur L. Bianchi et Masséi (archives italiani di laryngologia, Naples, octobre 1885).

(1) Dictionnaire médical en 25 volumes, tome III, page 136.
(2) Dictionnaire des sciences médicales, article voix. Considérations sur l'influence réciproque des organes génitaux urinaires sur la voix.

Nous ne ferons qu'une réflexion : Pourquoi cette appellation d'aphonie hystéro-traumatique, puisque la malade, d'après les auteurs, n'avait aucun symptôme hystérique, aucun trouble de la sensibilité, du champ visuel, etc. ?

Le réflexe produit par le traumatisme n'est-il pas suffisant pour créer l'aphonie, d'autant que l'opération ne se fit certainement pas sans frapper quelque peu le psychique du malade.

### (c) *Lésions nasales*

Leur rôle a été bien mis en relief depuis quelque temps par nombre d'auteurs.

Brebion (*Mémoire lu à la Société française d'otologie*, 15 octobre 1885) :

« Travail basé sur deux observations, l'une de polype nasal, l'autre d'hypertrophie des cornets moyens et inférieurs des fosses nasales. Avec la disparition de ces affections la voix reprit son timbre normal. »

Obtenzesky (1886) cité : In « *Annale de Gougenheim-Lermoyez*, page 391. 1887 ».

Blondiau, même recueil, tome II, page 326.

Joal (Mont-d'Or). Aphonie d'origine olfactive. (Société française de laryngologie, 7 mai 1876):

« Observation d'un jeune garçon qui fut pris de paralysie des muscles adducteurs du larynx, indépendamment des phénomènes locaux, après avoir été soumis à l'action de l'essence de menthe, pendant le sommeil. L'irritation des appareils terminaux du nerf olfactif aurait provoqué par influence réflexe la turgescence des tissus érectils du nez et l'excitation des filets du trijumeau, d'où un réflexe secondaire qui a abouti à l'akinésie des muscles constricteurs du larynx (1). »

Crouzillac, de Toulouse, dans sa thèse « *les dégénérescences du cornet inférieur* » (2) signale également

(1) Cité in : Annales Gougenheim-Lermoyez, 1896.
(2) Toulouse 1897. Annales Gougenheim-Lermoyez, p. 531.

la coexistence des névroses réflexes. Un peu plus tard, dans un autre travail, après avoir relaté une nouvelle observation personnelle, il conclut :

1° Qu'avec Hegring, Hack, Brébion et bien d'autres, nous croyons qu'il est bon d'examiner les fosses nasales dans les cas d'aphonies, surtout chez les névrosés, alors qu'on ne rencontre pas de lésions laryngées;

2° Que ces aphonies réflexes peuvent se compliquer d'anémie plus ou moins profonde et guérir avec la cause qui l'a provoquée, comme nous le voyons dans notre observation ; qu'elles peuvent se trouver liées à ce spasme soit pendant l'inspiration, l'expiration, soit pendant les efforts de phonation ;

3° Que s'il existe une lésion intra-nasale, le traitement doit s'adresser à celle-ci d'abord ;

4° Qu'on ne pourra obtenir de bons résultats que par l'emploi du galvano-cautère.

### (d) Froid

L'immersion brusque du corps dans l'eau froide doit être également signalée.

D'après Laflite on aurait même vu des personnes perdre tout-à-coup la voix après l'usage de boissons émolientes telles que décoction d'orge et de gruau.

Peyrissac (1) rapporte un cas d'aphonie nerveuse (a frigore) chez un enfant de 13 ans ; sous l'influence de l'examen laryngoscopique, retour de la voix.

L'auteur fait observer que l'aphonie nerveuse est rare surtout chez les garçons, elle est moins rare chez les filles.

### (e) Tube digestif

Les réflexes prenant leur point de départ dans le tube digestif jouent également leur rôle dans l'aphonie.

D'après Laflite, l'ingestion de certains aliments tels

(1) Annales de la Polyclinique de Bordeaux. Janvier 1897.

que la laitue, le concombre, le melon, aurait engendré l'aphonie !

Bennati admettait même un rapport étroit entre les fonctions digestives et le caractère de la voix, entre l'atonie de l'estomac et l'aphonie (Thèse de Laffite).

Les vers intestinaux méritent également d'être mentionnés à cet égard.

## APHONIES TOXIQUES

Ce n'est pas sans hésitation que nous avons admis les aphonies toxiques à prendre rang dans le cadre des aphonies nerveuses. A vrai dire, cette hésitation nous semble bien peu fondée, car n'est-il pas très légitime d'assimiler l'action des toxines et des toxiques à l'action des émotions vives, du froid, des différents réflexes puisque, sans préjuger de son essence, l'action efficace de tous ces agents sur la cellule nerveuse se traduit objectivement pour nous par la même allure clinique.

Toutes ces maladies infectieuses par leurs toxines et tous les toxiques, quelque soit leur groupement chimique, peuvent déterminer l'aphonie. Nous allons signaler toutes les observations que nous avons pu rencontrer.

### (a) Tuberculose

La phtisie laryngée, avec ses terribles lésions qui désorganisent si profondément le larynx, constituent à coup sûr l'un des plus gros chapitres de la laryngologie.

Le docteur Mandl, ayant observé bon nombre de ces cas, a incriminé la compression des recurrents par les tubercules (?).

Sans nier la possibilité de compression ganglionnaire, nous nous éloignons du docteur Mandl pour plusieurs raisons :

1° L'apparition et la disparition souvent absolument subite de l'aphonie nous font au moins éliminer cette hypothèse dans le plus grand nombre des cas ;

2° L'examen laryngoscopique des sujets tuberculeux atteints d'aphonie, ne révèle le plus souvent aucune trace de paralysie des cordes ;

3° Si la paralysie des récurrents entraîne avec elle des troubles profonds de la voix, telle la raucité, elle n'est pas efficace à elle seule pour créer la véritable aphonie qui, pour nous, est toujours d'origine cérébrale.

D'autres auteurs voient dans l'aphonie chez les tuberculeux un réflexe par irritation des filets terminaux des pneumo-gastriques.

Qu'elle qu'en soit la cause efficace, il est tout au moins certain que chez les tuberculeux l'aphonie n'est point toujours la traduction clinique d'un facteur univoque.

Voici du reste l'opinion de MM. Krishaber et Peter (1) :

« L'aphonie nerveuse s'observe quelquefois dans le cours de la phtisie pulmonaire ; loin de constituer la phtisie laryngée, puisqu'elle n'offre aucune lésion matérielle, elle n'en dépend pas moins de la tuberculisation du poumon en se rattachant à la cause générale de débilitation de l'organisme. Cette aphonie nerveuse de la phtisie pulmonaire peut guérir dans le cours de la maladie pulmonaire, sans que la marche de la tuberculisation se trouve arrêtée ou seulement influencée par cette guérison. »

### (b) *Syphilis*

C'est à Diday que revient l'honneur d'avoir attiré le premier l'attention sur l'aphonie syphilitique.

« L'aphonie syphilitique, dit-il, (2) est une maladie assez commune, extrêmement intéressante et presque ignorée jusqu'à présent.

« En effet, je n'entends point désigner sous ce nom

(1) Dictionnaire Dechambre. Art. Larynx.
(2) Gazette médicale de Lyon, 1860, page 35.

l'enrouement plus ou moins complet qui accompagne les
altérations de la phtisie laryngée chez certains sujets
parvenus aux derniers degrés d'une syphilis invétérée.
La maladie dont je veux m'occuper ici a des caractères,
une époque d'apparition et surtout une curabilité spéciale
qui nosographiquement et cliniquement la sépare tout à
fait de cet état si grave. »

Plus loin il ajoute judicieusement : « A part l'altération
de la sonorité, les autres fonctions connexes de l'appareil
vocal demeurent intactes. »

Et n'ayant pas le secours du laryngoscope, c'est à
l'aide d'un raisonnement clinique qu'il étaye son opinion.

« S'il existait au larynx, ajoute-t-il, soit des plaques
muqueuses, soit une lésion matérielle quelconque, elle
se traduirait par une douleur, par une gêne, un malaise
quelconque. Eh bien, l'aphonie syphilitique, ceci est un
des points les mieux établis de son histoire empirique
ne s'accompagne d'aucune sorte, d'aucun degré de souf-
france ».

Il est impossible d'avoir des vues plus nettes et plus
précises sur la question, et trente ans plus tard, nous ne
faisons que confirmer l'observation clinique de Diday.

Il n'est pas étonnant à priori que la syphilis ne provo-
que l'aphonie nerveuse par la perturbation qu'elle apporte
dans l'organisme, par l'ébranlement moral et psychique
qu'elle crée si souvent à l'occasion de la terreur qu'elle
fait naître chez l'individu atteint.

Mais la plupart de ces aphonies ne débutent généralement pas aussi brusquement que les aphonies purement
psychiques — leur traitement est ordinairement tout
différent ; elles ne rétrocèdent que petit à petit, au fur et
à mesure de l'élimination du poison syphilitique, élimination provoquée par le traitement spécifique habituel.

C'est ainsi que dans une observation reproduite
par Follentant l'aphonie ne fut pas subite, ce ne
fut que petit à petit que la voix disparut ; de même ce ne

fut qu'après la vingtième injection mercurielle que la voix commença à revenir peu à peu, pour ne reprendre son caractère normal qu'à la soixante-quinzième.

Telle n'est pas l'allure habituelle de l'aphonie essentielle.

D'où la nécessité de chasser la plupart des aphonies syphilitiques du cadre de l'aphonie nerveuse, si l'on ne se détermine pas à apporter dorénavant plus de précision dans le vocabulaire si variable jusqu'ici de l'aphonie et à admettre avec nous qu'il y a non pas une aphonie nerveuse mais des aphonies nerveuses.

### (c) Typhoïde

C'est une des causes également fréquente de l'aphonie nerveuse.

D'après Libermann (1) :

« Sur cent fièvres typhoïdes, on rencontre d'après mes recherches, la paralysie des cordes vocales quatre à cinq fois environ, elle est entièrement méconnue par les médecins qui ne pratiquent pas l'examen laryngoscopique, et confondue avec les ulcérations du larynx qui produisent parfois également l'aphonie (t).

« Généralement elle frappe les deux cordes vocales à la fois ; mais dans des cas très rares, elle peut être unilatérale. Quelquefois elle débute au commencement de la maladie, d'autre fois à la fin. Sa durée est plus ou moins longue, j'ai vu des paralysies de cette nature persister pendant plusieurs années et amener une aphonie définitive par atrophie des cordes.

« Au miroir laryngé elle se traduit par l'étroitesse et l'écartement des cordes vocales qui ne peuvent se rapprocher de la ligne médiane et qui présentent une courbure à concavité interne ; fonctionnellement, par une aphonie plus ou moins marquée. »

Nous-même dans le service de Monsieur le Professeur

(1) Thèse de Follenfant, page 2.

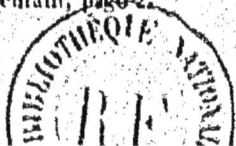

Boudet, nous avons pu chez des typhiques rencontrer au mois d'octobre dernier deux cas d'aphonies nerveuses.

Dans ces cas l'examen laryngoscopique soigneusement pratiqué par nous à plusieurs reprises, outre une violente inflammation de l'épiglotte ne montra qu'un léger épaississement des cordes vocales. Ces dernières jouissaient d'une motilité parfaite dans toute leur étendue et s'affrontaient aussi exactement que possible dans les tentatives d'efforts faites par les malades pour obtenir l'émission d'un son.

### (d) Choléra

Je relève ceci dans le Dictionnaire de Médecine en trente volumes 1883 (article de Blache):

« L'aphonie fut un des symptômes les plus constants de cette affreuse épidémie de choléra qui naguère encore sévissait avec tant de violence parmi nous ».

Bien entendu à cette époque, aucun renseignement ne nous est donné sur le larynx.

Il s'agit très probablement là d'aphonie purement émotionnelle, relevant de la terreur inspirée par le choléra.

(e) La *Diphtérie*, la *fièvre pernicieuse*, le Rhumatisme etc., ont été relevé à l'origine de l'aphonie nerveuse, c'est donc dire que toutes les maladies infectieuses y ont droit.

### Influence des Toxiques

Le *cuivre*, le *phosphore*, l'*arsenic*, le *plomb*, etc., comptent également l'aphonie parmi leurs méfaits.

Du reste l'influence des toxiques est connue depuis longtemps.

Blache (op. citato) rapporte que J. Franck aurait vu un malade devenir aphone par suite de l'emploi de la belladone.

Sauvage parle d'un individu qui perdit la voix pour avoir mangé de la soupe dans laquelle on avait mis des feuilles de jusquiame.

Il rapporte aussi que des voleurs dans les environs de Montpellier, ôtaient la voix à ceux qu'ils voulaient dépouiller en leur faisant boire du vin ou avaient infusé des semences de Stramomium. Le même fait, ajoute Blache, a été observé à Paris tout récemment dans un cas à peu près semblable.

Sauvage cite encore un cas d'aphonie produit par l'opium injecté dans l'oreille pour apaiser une violente douleur.

Dans tous ces cas, est-ce bien le toxique qui agit ou bien au contraire une émotion morale ayant passé inaperçue, nous ne saurions rien affirmer.

Telles sont les quatre grandes classes dans lesquelles nous devons faire rentrer tous les cas d'aphonies nerveuses. Ces quatre classes sont forcément schématiques, car bien souvent les types se succèdent, s'intriquent et leur association peut même créer des types nouveaux.

Quoiqu'il en soit l'élément psychique reste l'élément prépondérant et lorsqu'il n'est pas le facteur efficace à lui seul de l'aphonie, il en est toujours l'auxiliaire conscient ou subconscient.

# SYMPTOMES DE L'APHONIE CÉRÉBRALE

---

L'impossibilité où se trouve le malade de parler à haute voix, tout en pouvant encore articuler les mots, tel est le symptôme capital de l'aphonie nerveuse.

Dans l'aphonie complète, la voix est absolument comparable à celle d'un homme qui parle volontairement à voix basse, la parole est pour ainsi dire soufflée, selon l'expression de Follenfant.

La toux sonore est également presque toujours conservée ; le début est extrêmement variable : Tantôt à la suite d'une violente commotion morale, l'aphonie s'installe subitement. Telle M^me L... qui prise d'une violente frayeur à la suite d'un incendie dans sa maison, voulut crier au secours, et ne put parvenir à proférer aucun son; elle resta ainsi pendant plusieurs jours.

Telle cette autre malade du docteur Mandelstam qui, prise d'un coup de froid, devint subitement aphone.

Cette invasion subite est pour ainsi dire la règle, et cela surtout dans l'aphonie psychique pure.

Tantôt au contraire, elle ne s'intronise que lentement, précédée d'une période plus ou moins longue d'aphonie incomplète, la voix devient rauque, comme éraillée, prend un timbre désagréable.

D'autres fois chez les hystériques, le début de chaque attaque d'aphonie sera précédée d'une sensation particulière dans le larynx : douleur, picotement, sensation d'obstacle, ou bien au contraire débutera sans cause connue.

Enfin il est d'autres aphonies, *aphonies à répétition* dont l'allure est réellement singulière ; par exemple :

Aphonie paraissant chaque jour à midi et disparaissant après minuit *(Rennes, archives générales de médecine, 1829);*

Aphonie paraissant chaque jour vers deux ou trois heures de l'après-midi *(Mélange des curieux de la nature,* tome VII);

Aphonie à la suite d'un léger rhume, apparaissant vers les trois heures de l'après-midi après quelques baillements chez une jeune fille de 19 ans *(Levison, journal clinique hebdomadaire de Berlin, n° 46, 1870);*

« Mais ce qui est tout à fait remarquable et ce qui est bien fait, nous dit Luc *(névropathies laringées,* page 217), pour établir l'origine corticale de cet accident, c'est que l'émission des sons vocaux devenu impossible sous l'influence de la volonté, reparaît dans l'accomplissement de certains actes involontaires (cri de frayeur ou de douleur, toux, éternuement). »

Deux des malades de Gerahrdt retrouvaient la voix pour chanter une chanson, mais quand elles essayaient d'en déclamer les paroles, elles ne pouvaient que les chuchoter. « Une troisième, aphone à l'état de veille, rêvait à haute voix. »

L'examen laryngoscopique révèle ordinairement une absence complète d'altérations de tissus laryngiens. Les cordes sont presque toujours normales, c'est-à-dire blanches et nacrées.

*Fonctionnellement* parlant au contraire, trois hypo-
thèses peuvent se présenter :

I. — Ou bien le larynx est absolument normal quant à
ses organes fonctionnels, l'examen laryngoscopique ne
révélant aucune trace de paralysie, ni de parésie des
cordes ; dans trois circonstances différentes, nous avons
procédé à l'examen laryngoscopique le plus minutieux de
malades atteints d'aphonies nerveuses, rien n'a pu nous
faire soupçonner la moindre perturbation dans le domaine
des adducteurs ou des abducteurs. Ces trois malades
étaient totalement indemnes de stigmates hystériques.
L'aphonie dans ce cas relevait tout simplement d'une
perturbation psychique qui fut à notre avis la cause
essentielle et non pas seulement la cause provocatrice de
l'aphonie.

Je le répète, puisque cette idée n'est pas communé-
ment admise, l'émotion morale suffit à elle seule pour
créer l'aphonie sans l'intermédiaire de l'hystérie.

II. — L'examen laryngoscopique révèle souvent la
paralysie ou la parésie des cordes. Dans l'immense
majorité des cas la paralysie frappe le groupe musculaire
adducteur.

C'est même une question extrêmement discutée de
savoir si « dans les aphonies nerveuses » les abducteurs
peuvent être intéressés.

En tout cas, il n'existe pas jusqu'ici d'observation
probante de paralysie des abducteurs dans l'aphonie en
question, tandis qu'on ne compte plus les cas de paralysie
des adducteurs.

« L'interprétation de ce fait, dit Mandelstamm (1) n'est
du reste pas difficile, car les crico-aryténoïdiens posté-
rieurs, muscles respiratoires ayant pour fonction des mouvements involontaires, ont leur seul centre d'innervation

(1) Annale de laryngologie. Gougenheim-Lermoyez, page 151,
1895, tôme 2.

dans le bulbe, du moins n'est-on pas encore arrivé à démontrer l'existence d'un centre respiratoire dans les hémisphères cérébraux, tandis qu'on connaît (Krause, Sémon, Horsby, Garel) un centre cortical phonatoire dont l'irritation produit l'adduction des cordes vocales, sans provoquer les mouvements respiratoires.

Ainsi admet-on généralement l'origine cérébrale de l'aphonie hystérique dans laquelle les muscles adducteurs ayant une fonction soumise à la volonté et recevant leur innervation principale de l'écorce cérébrale doivent être intéressés seuls à l'exclusion des abducteurs. »

Quoiqu'il en soit, voici d'après Luc (2), l'état de la question :

« L'examen laryngoscopique révèle souvent une paralysie bilatérale de la totalité des adducteurs. Les deux cordes et les aryténoïdes se montrent largement écartés et ne se rapprochent que peu ou point pendant les efforts de phonation. Il est rare que la paralysie soit complètement unilatérale, mais il est au contraire assez fréquent qu'elle soit plus marquée sur une moité de l'organe. Il est fréquent qu'elle soit limitée à certains muscles.

« Deux muscles offrent, sous ce rapport, une vulnérabilité toute spéciale que l'on a cherché à expliquer par leur situation superficielle qui les expose plus que les autres à être impressionnés par les états inflammatoires de la muqueuse : Ce sont l'ary-aryténoïdien et le faisceau interne du thyro-aryténoïdien. Remarquons, d'ailleurs, que ce dernier joue dans la phonation un rôle tout particulièrement actif, qui l'expose spécialement à éprouver les effets de fatigues phonatoires excessives. Or, nous savons que ces diverses circonstances : catarrhe laryngé, excès vocaux, peuvent être la cause déterminante de l'aphonie hystérique.

« Quand la paralysie est limitée aux thyro-aryténoïdiens

(2) Névropathies laryngées mothiees, page 218.

internes, l'image larygoscopique est typique pendant les
efforts de la phonation ; on voit alors les aryténoïdes se
rapprocher, tandis que les cordes vocales paraissent
comme amincies, relâchées et sont séparées par un
intervalle elliptique allongé, résultant de la concavité de
leur bord libre. Si le muscle ary-aryténoïdien seul est
touché, les deux cordes peuvent s'adosser, tandis que les
cartilages aryténoïdes sont séparés par un intervalle
triangulaire.

« Enfin, il est une autre image laryngoscopique assez
fréquemment observée chez les hystériques aphones et
résultant de la paralysie simultanée des muscles précé-
dents. Il existe alors un intervalle triangulaire entre les
aryténoïdes, un intervalle elliptique entre les cordes et
ces deux intervalles sont séparés par un détroit correspondant aux apophyses vocales. La conservation de
l'excitabilité électrique par les muscles affectés est encore
une particularité qui plaide également en faveur de son
origine cérébrale. Dans la majorité des cas, l'introduction
d'une électrode faradique dans la cavité laryngée, pendant que l'autre est appliquée au devant du cou, détermine le rapprochement énergique des cordes naguère
immobilisées en abduction.

« Un autre trait caractéristique de ces paralysies, c'est
leur allure capricieuse et fugace.

Survenues brusquement, parfois sans cause déterminante appréciable, elles peuvent disparaître de même ou
s'évanouir sous l'influence d'une circonstance analogue
(émotion, traumatisme) à celle qui en avait provoqué
l'apparition.

« Souvent, malheureusement, cette fugacité est fâcheu-
sement compensée par leur tendance désespérante aux
récidives. Gérhardt insiste, d'autre part, sur la facilité
avec laquelle la paralysie passe, chez certaines malades,
d'un muscle à un autre, en sorte que l'image laryngoscopique se modifie complètement d'un jour à l'autre. Il est

enfin à remarquer que l'aphonie, en disparaissant, peut faire face à d'autres manifestations hystériques et que la malade n'a guère, en somme, à gagner au change. »

III. — Enfin, on a signalé des aphonies spastiques. On connaît la fréquence des spasmes laryngés chez les hystériques. Classiquement, on les divise en spasme respiratoire et en spasme phonatoire.

Mais la plupart de ces spasmes s'accompagnent, les *premiers*, de sensation de strangulation, d'étouffements, les *seconds*, de production d'un son vocal ; ils ne sont donc point de notre domaine.

Les spasmes laryngés, avec véritable aphonie, ne sont point fréquents ; nous n'en avons trouvé aucune observation détaillée dans la littérature médicale. Le seul exemple dont nous sommes sûr est un cas personnel de la clinique du dispensaire, et encore le malade n'offrait-t-il aucun symptôme d'hystérie.

En résumé :

1° *Impossibilité pour le malade de parler à haute voix tout en pouvant encore articuler les mots à voix basse;*

2° *Dans la grande majorité des cas, soudaineté du début et de la disparition de l'aphonie;*

3° *Très grande fréquence de récidives;*

4° *Absence complète, le plus souvent, d'altération des tissus laryngiens;*

5° *Fonctionnellement parlant, trois cas peuvent se présenter :*

(a) *Larynx absolument normal.*

(b) *Parésie ou paralysie des cordes frappant le plus sur le groupe des adducteurs.*

(c) *Dans quelques cas plus rares, mouvements spasmodiques des cordes.*

Tels sont les principaux symptômes de l'aphonie cérébrale.

## MARCHE ET PRONOSTIC

La marche de l'aphonie nerveuse est extrêmement variable. Elle relève de l'agent causal.

Les *aphonies purement psychiques* par exemple, apportent souvent dans leur disparition la même brusquerie que dans leur début, cessant tantôt sans cause appréciable, tantôt sous l'influence d'une nouvelle secousse morale.

Rien de précis ne peut être posé quant à leur durée, puisque certaines d'entre elles ne durent à peine que quelques heures, tandis que d'autres, au contraire, présentent pendant un mois et même des années une ténacité désespérante.

Les *aphonies hystériques* sont aussi capricieuses. Leur rapport avec la grande attaque d'hystérie est un fait fréquent. Tantôt l'aphonie précède l'attaque, tantôt, au contraire, l'attaque précède l'aphonie.

Telle cette malade, publiée par MM. Liouville et Debove (1), dont l'aphonie cessait après chaque crise hystérique.

Quant aux *aphonies réflexes*, leur suppression dépend de la suppression de la cause. C'est ainsi que les malades de Brebion et Crouzillac ont recouvré la voix après le traitement de l'affection nasale provocatrice.

Les *aphonies toxiques* sont habituellement de courte durée et retrocèdent avec l'élimination de la toxine ou du toxique.

Diday a remarquablement mis en relief la rapidité de la disparition des aphonies syphilitiques par le traitement spécifique.

Mais, de plus, le point suivant a été particulièrement bien mis en relief par M. le docteur Garel :

« *Toute aphonie complète et à début brusque guérira*

(1) Progrès Médical, 1876.

*rapidement, tandis que toute aphonie incomplète sera d'une guérison incomplète et récidivera facilement. »*

Le pronostic est bénin quant à la fonction laryngée. C'est une manifestation ennuyeuse dont la gravité est bien atténuée, puisque, grâce à la voix chuchotée, les rapports avec le monde extérieur sont encore possibles.

Cependant de sérieuses réserves doivent être faites au sujet de l'état général.

En effet, ou bien ces malades sont prédisposés à toutes les manifestations cliniques de l'hystérie quand ils en sont tarés, ou bien ils sont continuellement en puissance de psychose et de neurasthénie, étant donné la désagrégation profonde de leur état psychique et leur aboulie plus ou moins complète.

# DIAGNOSTIC DE L'APHONIE CÉRÉBRALE

Trois questions vont ici solliciter notre attention :

(I) *Comment faire le diagnostic de l'aphonie en tant qu'aphonie ?*

(II) *Comment discerner les aphonies cérébrales de celles qui ne le sont point ?*

(III) *Comment établir le diagnostic causal des différentes aphonies cérébrales ?*

(A) Ayant vu dans le chapitre précédent combien nets sont les symptômes de l'aphonie cérébrale, il sera facile de répondre à la première question, et en effet on ne la confondra pas avec :

(a) Le *mutisme hystérique*, caractérisé par l'impossibilité complète d'émettre un son articulé bas ou fort.

Kock de Luxembourg (*) d'accord avec Salis Cohen, voudrait remplacer la dénomination de « mutisme hystérique » par celle « d'apsithyrie » (*a* privatif, *psithria* chuchotement) — le mot mutisme fait trop de confusion, dit-il, avec la surdi-mutité qui est toute différente.

Le diagnostic du mutisme se fait à première vue sans anamnèse ni laryngoscope.

(*) Annales. Gougenheim-Lermoyez, 1892.

Impossible de le confondre avec l'aphonie, dans laquelle les fonctions des cordes vocales seules sont abolies, tandis que lèvres, joues, voile du palais etc., tous les résonnateurs agissent normalement.

*(b) Aphasie.* — L'aphasique aussi bien que le sourd-muet peuvent prononcer des sons inaccoutumés et désarticulés. Les malades ne trouvent pas les mots qu'ils pourraient très bien prononcer si leur cerveau les leur dictait.

*(c) Surdi-mutité.* — Les malades ne parlent pas, parce qu'ils n'entendent pas. Les grands succès obtenus dans les instituts de sourds-muets prouvent également qu'il ne faut pas la confondre avec l'apsithyrie.

*(d) Mussitation.* — Souvent observée chez les vieilles femmes, les idiots ; elle consiste en des mouvements des lèvres et de la langue sans effort volontaire pour faire contracter les cordes. Du reste, lorsqu'elles le veulent, ces personnes parlent normalement.

*(e) L'Asynergie vocale* n'est que l'impossibilité de produire à un certain moment le son ou la note musicale que l'on voudrait donner.

Précède quelquefois l'aphonie, mais accident essentiellement passager.

(B) Mais ne point confondre l'aphonie avec les affections qui ne la simulent que d'une façon grossière, n'est point la difficulté, puisque ce n'est là qu'une question de définition sur les termes de laquelle il suffit de s'entendre une fois pour toutes. Évidemment tout l'intérêt de ce chapitre se trouve ailleurs.

Il importe peu, en effet, de savoir que l'on est en présence d'une aphonie, si l'on ne sait discerner la nature même de cette aphonie. Et si nous éliminons toutes celles, peu intéressantes d'ailleurs au point de vue diagnostic, qui relèvent d'un obstacle mécanique quelconque, nous nous trouvons en face d'un des chapitres

extrêmement délicat, d'autant que le plus souvent l'aphonie s'exprime dans le miroir laryngien par une paralysie
unilatérale ou bilatérale des cordes, et que rien n'est plus
complexe que le chapitre de paralysies laryngées.

Et de plus, puisque nous ne visons dans notre travail
que les aphonies cérébrales, sur quels authentiques nous
appuierons-nous pour justifier précisément le point de
départ cortical de la paralysie concomitante ?

Aussi bien nous est-il impossible de présenter ici le
diagnostic approfondi des hypokinésies laryngées ; nous
empiéterions du reste sur un autre domaine.

L'étiologie, le début, la marche de l'aphonie nous
seront tout d'abord il est vrai d'un grand secours, car en
présence d'un malade aphone sous le coup d'une vive
émotion morale ou tributaire indiscutable de l'hystérie,
le diagnostic ne saurait présenter de sérieuses difficultés.

Mais dans certains cas, le facteur responsable ne se
décèle pas avec cette évidence et alors de multiples
questions peuvent se poser au sujet de cette paralysie :

Relève-t-elle en effet d'une compression soit par un
anévrysme de l'aorte, soit par une masse ganglionaire
hypertrophiée, témoins cachés de la tuberculose, de la
syphilis ou d'une maladie infectieuse quelconque ?

Est-elle au contraire la traduction clinique d'une lésion
bulbaire ? Ou bien serait-ce dans ce chapitre si em-
bryonnaire encore des névrites périphériques que nous
trouverions la solution du problème ?

La réponse paraît bien complexe à première vue, mais
cependant plusieurs fils directeurs nous permettent de
sortir de ce dédale.

En effet, l'existence d'un centre cortical phonatoire a
été démontrée par Masini, Kraus, Semon et Horsley,
Garel. Les observations de ce dernier sont de la plus
haute importance à cet égard, puisqu'il découvrit *post
mortem* dans l'hémisphère droit deux points de ramol-

lissement rouge occupant le pied de la troisième circon-
volution frontale.

Il résulte de plus, d'après les expériences de Semon et
Horsley que l'excitation de ce centre laryngé cortical
détermine un mouvement d'adduction et que dans aucun
point de l'écorce cérébrale l'existence d'un centre cortical laryngé abducteur ou respiratoire n'a pu être
établie.

La clinique à son tour vient confirmer ces faits d'ordre
expérimental puisque, Mandelstamm le fait remarquer,
on ne compte plus le nombre des paralysies hystériques
des adducteurs, tandis qu'aucune observation bien probante de paralysie hystérique des abducteurs n'existe
encore.

« Et — comme le dit Luc (*) — au point de vue de la
physiologie pathologique, elles paraissent bien nette-
ment d'origine cérébrale, car des deux fonctions du
larynx elles n'intéressent que celle qui est soumise à la
volonté, c'est-à-dire la phonation et encore cette fonction
se montre-t-elle alors plutôt morcelée que complètement
abolie en ce sens que, si elle est supprimée dans ses
actes volontaires, elle continue de se produire dans certains actes réflexes d'origine manifestement bulbo-
spinale. »

Donc, toutes les fois que nous serons en présence
d'une aphonie avec paralysie des abducteurs, il nous
sera permis de conclure qu'il ne s'agit pas d'une aphonie
corticale, puisque cette dernière est invariablement liée
à la paralysie des adducteurs.

En présence d'une paralysie des adducteurs, comment
démontrerons-nous maintenant qu'elle est réellement corticale.

C'est ici que la physiologie névro-musculaire vient nous
apporter son concours.

(*) Luc. Nevropathies laryngées, p. 210.

En effet :

Par l'intermédiaire d'un cylindre axe névro-moteur chaque élément contractile du larynx est relié à de grosses cellules motrices bulbaires.

Cette grosse cellule est le centre trophique de l'élément contractile et le centre de ses mouvements réflexes.

Cette cellule motrice bulbaire est elle-même reliée par une fibre conductrice à une cellule de l'écorce grise d'où partent les incitations volontaires (zone psycho-motrice).

Donc :

Toute destruction de ce centre psycho-moteur, ou tout ce qui peut suspendre pour un temps la fonction cellulaire ou la réaction volontaire, amène la perte des mouvements volontaires du muscle correspondant, mais laisse intacte à la fois la nutrition du muscle, sa conductibilité réflexe et sa contractilité électrique.

Au contraire, dans le cas de destruction des cellules motrices de l'axe bulo-medullaire ou dans le cas d'interruption des fibres motrices qui relient ces cellules aux muscles, on observe à la fois la perte des mouvements réflexes ou instinctifs, la perte de contractilité électrique et l'aphonie musculaire.

Nous serons donc autorisé à poser le diagnostic d'aphonie cérébrale toutes les fois que nous pourrons constater :

1° Une paralysie des adducteurs ;

2° La conservation de la contractilité électrique des muscles paralysés.

Sûrs d'être ratifiés, à la fois, par la clinique, les recherches expérimentales et la physiologie névro-musculaire.

D'ailleurs, ces considérations sont purement théoriques, car pratiquement parlant il ne saurait y avoir de difficultés pour diagnostiquer une aphonie cérébrale. Le diagnostic est tellement simple que M. Garel, en présence de toute aphonie complète, néglige la plupart du temps d'examiner le malade et procède immédiatement au traitement. Selon lui, diagnostic s'impose et toutes les aphonies complètes sont fonction de perturbation cérébrale.

(C) Et maintenant comment établir le diagnostic causal des différentes aphonies cérébrales ?

Tous les auteurs distinguent d'abord ici deux grandes classes : les *aphonies avec lésion* et les *aphonies sans lésion*.

(I) Les premières, *aphonies avec lésion*, théoriquement possible, sont du reste infiniment plus rares que les secondes. Il ne s'agit la plupart du temps que d'une coïncidence, car une lésion du centre corticale laryngé n'entraîne à elle seule que la paralysie du groupe adducteur. Or, cette paralysie ne s'accompagne point ordinairement de trouble bien appréciable du côté de la voix, étant donné l'action compensatrice de la corde saine. (Déjerine).

(II) Quant aux *aphonies dites sans lésion*, il sera toujours possible de les différencier les unes des autres, si l'on ne se garde d'oublier qu'elles ne forment point des types cliniques tellement rigoureux qu'ils ne puissent s'intriquer les uns dans les autres, comme nous l'avons déjà fait remarquer plus haut.

A la faveur de cette réserve nous porterons le diagnostic.

(a) *D'aphonie psychique pure*, lorsqu'en l'absence de tout stigmate hystérique, nous serons en présence d'un début brusque consécutif à une perturbation vive d'ordre moral ou intellectuel. Dans ces cas, le larynx est normal et ne présente même le plus souvent aucun trouble de motilité appréciable.

(b) *D'aphonie hystérique*, si elle s'accompagne de l'attaque d'hystérie prémonitoire ou consécutive. La recherche des stigmates hystériques montrera le plus souvent, l'anesthésie pharyngée et laryngée, le rétrécissement concentrique du champ visuel, des anesthésies ou hypoesthésies, des zônes hystérogènes.

Presque toujours le laryngoscope révélera une paralysie du groupe des adducteurs. On constatera aussi la conservation de l'excitabilité électrique.

Je me refuse à admettre l'origine hystérique de l'aphonie, toutes les fois que la recherche des stigmates étant négative, je trouve à l'origine une vive émotion, car l'émotion joue à mon sens le rôle non point de cause provocatrice mais de cause efficace « in se ».

(c) D'aphonie toxique, quand chez un sujet l'aphonie évoluera avec une maladie infectieuse ou sera consécutive à l'absorption d'un toxique.

La recherche de la syphilis sera l'objet de la plus vive attention, selon les conseils de Diday.

Est-il besoin de faire ici le diagnostic différentiel avec les aphonies pouvant relever des névrites du larynx soit toxiques, soit infectieuses. C'est une question très délicate et encore toute pleine d'obscurité. La plupart des névrites s'accompagnent du reste de dysphonie et non d'aphonie.

En cas de diphthérie antérieure, par exemple, la co-existence d'autres paralysies tout à fait caractéristiques dans l'espèce (voile du palais), lèveront le doute si l'on a négligé de rechercher la diminution de réaction à l'égard de la faradisation.

Nous ne pouvons terminer ce chapitre sans dire quelques mots de l'aphonie simulée. L'aphonie est en effet un motif d'exemption du service militaire actif ou armé, les fraudes sont donc possibles. On voit toute l'importance sociale de la question.

M. Martel (1), médecin aide-major, s'est occupé à plusieurs reprises de cette question. Voici son opinion en la matière :

(1) Annales Gougenheim-Lermoyez (Juillet 1880).

« Si nous ne constatons, dit-il, aucune lésion capable d'amener l'aphonie, si nous voyons les cordes vocales fonctionner normalement chez un individu qui se prétend privé de la voix, dirons-nous que l'aphonie est simulée ?

« C'est une question délicate et méritant toute l'attention du médecin qui peut être appelé comme expert à donner son avis en conscience dans un cas d'aphonie suspecte.

« En face d'un simulateur, après avoir procédé à un interrogatoire qui peut mettre sur la voie en nous apprenant les antécédents du soi-disant malade et les circonstances où s'est produit l'aphonie, nous pourrons procéder à l'examen laryngoscopique.

« En faisant respirer le prétendu malade, tout se passe comme chez l'homme sain ou honnête.

« Si nous amenons les cordes vocales au contact en faisant faire un léger effort et disons à notre malade de pousser davantage et d'essayer de crier, nous le verrons augmenter l'effort, serrer davantage les cordes vocales, mais n'allant jamais trop loin de crainte de se trahir par un cri inattendu ; puis tout à coup, quand instinctivement il sent qu'il ne pourrait pousser plus loin sans danger, détendre brusquement ses cordes, les écarter de 2 ou 3 millimètres et laisser échapper la colonne d'air par une simple expiration.

« Il n'y a qu'un simulateur qui écartera ses cordes ainsi quand on lui demandera d'émettre un son.

« De plus, quand le simulateur a la tête renversée en arrière et qu'il expire au lieu d'émettre un son, on voit ses muscles faciaux, sa bouche agités de contractions volontaires, grimaçantes, qui sont comme le témoin de l'effort qu'il fait pour ne pas faire vibrer ses cordes vocales.

« L'expiration du simulateur durera une à deux secondes ; l'expiration d'un véritable aphone pourra durer jusqu'à dix secondes et témoignera de l'effort que celui-ci fait pour parler.

« On arrivera presque toujours à tirer des sons du larynx d'un simulateur en électrisant les cordes vocales : le prétendu malade est tellement surpris de cette médication nécessaire en pareil cas, que la voix revient presque toujours. »

Le même auteur revient sur la question dans les Annales de Gougenheim-Lermoyez (1882), page 320.

# PATHOGÉNIE

---

Nous n'avons nullement la prétention de traiter ici d'une façon approfondie la pathogénie de l'aphonie cérébrale ; nous voulons seulement dans ce chapitre présenter quelques réflexions.

La pathogénie intime de l'aphonie cérébrale, du reste, est encore bien obscure, car malgré les nombreux travaux de neuropathologistes contemporains le mystère plane encore inaccessible sur plus d'un point de la physiologie nerveuse.

Sans doute par l'étude analytique toujours plus approfondie des manifestations et des conditions de l'activité cérébrale, nous arrivons à nous en faire chaque jour une compréhension plus nette, plus précise, mais cette compréhension quoique dégagée de tant d'inconnues qui l'obscurcissaient n'atteint point à notre avis l'essence même de cette activité. Si sereinement confiant que nous soyons dans la marche toujours conquérante des sciences physiologiques, nous permettra-t-on de dire franchement ici que nous ne pensons pas que la solution passionnante de ce problème, qui se confond du reste avec le problème de la vie, soit du seul domaine des sciences physiologiques, car non seulement la philosophie est intéressée à sa solution, mais encore elle revendique sur cette question des droits que nul ne saurait sérieusement lui contester.

L'évidence de cette question ainsi posée est telle que savants et philosophes, depuis plus de dix ans s'essayent à jeter les bases d'une science nouvelle, la psycho-physiologie.

C'est là une tentative qui ne manquera point de porter ses fruits et qui concourera pour sa part à rétablir entre les sciences biologiques et philosophiques l'harmonie nécessaire au progrès de l'esprit humain, à la condition toutefois que sous prétexte de psycho-physiologie on ne se cantonne point dans la physiologie et que l'on sache de plus se dégager de la *superstition du fait* ; si par superstition du fait on entend cette tendance intellectuelle à n'admettre que ce qui se touche, se voit, se mesure et se pèse.

Il ne m'appartient pas d'entrer ici plus avant dans le domaine philosophique de cette question, nous avons voulu seulement faire toucher du doigt toutes les difficultés inhérentes à notre chapitre de pathogénie.

En effet, si nous pouvons à la rigueur, en présence d'aphonie avec lésion ou d'aphonie toxique, nous représenter presque objectivement comment le centre cortical phonatoire peut être lésé par une altération organique, perturbé par la toxine ou le toxique et, par là, mis dans l'impossibilité de répondre à la sollicitation de la volonté, le voyons-nous aussi clairement lorsqu'il s'agit de l'aphonie hystérique et de l'aphonie psychique ?

Tout ce que nous constatons c'est le lien qui rattache dans tel cas l'aphonie à l'hystérie : Voilà le fait brutal. Mais qu'est-ce que l'hystérie dans son essence ?

Comment expliquer ce début brusque, cette main-mise soudaine, pour ainsi dire de l'hystérie sur le centre chargé d'assurer la fonction phonatoire ?

L'aphonie purement psychique n'est point non plus

susceptible d'approximation pathogénique plus précise.

Tout ce dont nous sommes sûrs, c'est de l'influence indéniable du moral sur le physique, de l'âme sur le corps, mais là s'arrête notre certitude malgré les efforts angoissés de tant de philosophes méditant des siècles sur ce problème.

Nous ne voyons pas d'ailleurs non plus ce que la conception matérialiste de la vie a fourni de plus précis pour la solution de ce problème.

Nous ne saurions en dire davantage.

# TRAITEMENT

Les méthodes érigées en traitement de l'aphonie nerveuse sont innombrables et entraînent chacune après
elles, quelles qu'elles soient, un contingent respectable de
guérison. C'est dire qu'il n'est point de méthodes spécifi-
ques infaillibles.

Ceci est moins surprenant ici que partout ailleurs,
étant donné l'allure si capricieuse de cette affection et
l'immixtion presque toujours assurée de l'élément psychique.

Pour qui voudrait procéder scientifiquement au traitement de ces aphonies, devrait procéder avant tout,
à la recherche minutieuse des causes qui les détermi-
nent, mais nous verrons plus loin que, cliniquement
parlant, on est autorisé d'agir de toute autre façon.

Donc, théoriquement, le traitement s'inspirera, avant
tout, des causes déterminantes ou provocatrices.

C'est ainsi par exemple que :

(A) Les *aphonies toxiques infectieuses* disparaîtront
au fur et à mesure de l'élimination du toxique, élimination que l'on favorisera par tous les moyens possibles.

Personne n'a mieux mis en relief que Diday, la disparition rapide de l'aphonie chez les syphilitiques par le
traitement spécifique de cette affection.

(b) De même en s'attaquant directement au point de départ réflexe, on se rendra directement maître de *l'aphonie dite réflexe*.

Brébion, Crouzillac et nombre d'auteurs ont obtenu rapidement la disparition de l'aphonie en traitant la lésion nasale point de départ du réflexe.

En conséquence, dans toute aphonie l'examen rhinoscopique sera de rigueur — les polypes seront extirpés, les cornets hypertrophiés réduits au galvano cautère. Les catarrhes rhinopharyngiens, d'une ténacité si souvent désespérante, seront traités rigoureusement par les grands lavages antiseptiques.

Les laryngites catarrhales chroniques, point de départ réflexe possible, seront badigeonnées alternativement par la glycérine iodée, le nitrate d'argent, les solutions de sulfate de cuivre.

(c) Si l'on soupçonnait par exemple la présence d'une *lésion corticale* au lieu du centre phonatoire, il serait d'un grand secours d'en déterminer la nature. Nous ne pouvons insister davantage sur ce point, sous peine de passer en revue toutes les affections cérébrales. L'iodure de potassium toutefois pourra rendre les plus grands services, dans tous les cas de nature indéterminée.

Cependant on n'oubliera point que tous ces facteurs précités ne sont la plupart du temps que les agents provocateurs de l'aphonie dont la cause fondamentale relève d'une perturbation psychique pure ou hystérique.

Et ici alors nous entrons dans la partie vraiment essentielle de ce chapitre de traitement puisque les aphonies psychiques et hystériques représentent à elles deux les 8/10 des aphonies.

(D) Il serait fastidieux d'énumérer tous les modes de traitement imaginés par les auteurs contre les *aphonies psychiques et hystériques*.

La plupart de ces traitements visent consciemment ou inconsciemment à provoquer chez les malades une émotion vive à la faveur de laquelle disparaît l'aphonie.

C'est ainsi que la saignée était très en faveur avant l'emploi du laryngoscope. Laffite dans sa thèse l'érige en traitement et cite plusieurs guérisons dues à ce moyen.

Les révulsifs étaient également employés avec un zèle souvent intempestif, et en maintes circonstances, les vésicatoires sur la nuque, sur le cou, les frictions à l'huile de croton tiglium, les sinapismes, le séton même étaient infligés aux malades.

Tous ces moyens barbares doivent être rejetés, d'autant que nous n'en manquons pas de plus anodins pour frapper l'imagination du malade. Il n'est pas rare, du reste, que le simple examen laryngoscopique fasse revenir la voix. On trouvera dans notre partie documentaire plusieurs observations émanant du cabinet particulier de M. le docteur Garel.

D'autres fois, il faut annoncer au malade que son état réclame une intervention très douloureuse, et le simple attouchement du miroir laryngoscopique redouté alors par le malade fera reparaître la voix.

Certains auteurs procèdent d'une façon plus tragique et font devant le malade, dans l'intention de le frapper, de véritables préparatifs de grandes opérations et portent jusque dans le cavum rétropharyngien les curettes pour adénoïdes et vont même jusqu'à employer le chloroforme.

La suggestion par hypnose a été également recommandée par plusieurs auteurs, mais il importe ici d'être extrêmement prudent ; du reste c'est un moyen qui, à notre avis, ne sera légitimé que par l'échec de tous les autres procédés.

Mais de tous les moyens employés avant le procédé de Garel que nous décrivons plus loin, la *faradisation* a donné les résultats les plus prompts et les plus persistants. On ne compte plus les observations de guérisons obtenues par l'application de courants interrompus.

Les applications de courants seront extra-laryngés ou intra-laryngés, mais les premiers suffisent la plupart du temps. Il ne faut pas craindre de donner de violentes secousses douloureuses, car dans ce traitement l'élément douleur joue le rôle prépondérant.

Souvent dès la première application, le malade pousse des cris et au bout de quelques séances se trouve complètement guéri.

Dans certains cas rebelles, Libermann a employé le premier (Thèse de Follenfant) les courants continus faibles, laissés à demeure pendant plusieurs jours, ils lui ont donné plusieurs succès.

Si l'on ne réussit pas encore, on peut recourir à la *gymnastique laryngée* d'Olivier de Boston (*). Elle consiste en manipulations externes douces et fermes sur le larynx.

Pour faciliter l'action des adducteurs, on comprime en haut et en arrière les ailes du thyroïde entre le pouce et l'index, pendant que le malade cherche à émettre un son. En même temps, avec le médius, on relève le cricoïde pour mettre en action les tenseurs externes. Cette méthode donne souvent des résultats quand l'électrisation est impuissante. Mais il est un *autre procédé préconisé par le docteur Garel* (1887), qui mérite d'être mis en relief d'une façon toute particulière. En suivant la clinique de l'éminent laryngologiste lyonnais, nous fûmes tellement frappé de la simplicité et de l'efficacité de ce procédé, que nous résolûmes de le propager. Ce fut là l'origine de notre thèse.

Voici ce procédé, tel qu'il fut décrit dans la *Province médicale de Lyon* 1887 :

(*) Américain journ. méd. sci. 1870.

« Nous conseillons au malade de faire des expirations forcées à la manière d'un soupir, puis nous l'engageons à rendre, si c'est possible, cette expiration sonore en ton bas. C'est là le point délicat et le plus important à obtenir. Une fois cet obstacle franchi, la guérison est assurée.

« Nous avons trouvé un moyen très simple de le franchir et d'obtenir l'expiration sonore. Il consiste, vers la fin de l'expiration, à exercer avec la main une pression brusque sur l'épigastre, l'autre main faisant contre-appui sur le dos, au point diamétralement opposé.

« Grâce à cette manœuvre fort simple, l'expiration, brusquement forcée, devient sonore. C'est alors le moment d'engager énergiquement le malade à renforcer volontairement le son produit d'une façon involontaire. Le résultat est rapidement acquis. On fait ensuite prononcer successivement la série des voyelles pendant une série d'expirations brusques. La combinaison des voyelles et des consonnes, pour former des syllabes prononcées sur le même type respiratoire, n'est plus qu'un jeu. On peut aussitôt mettre un livre entre les mains du malade. Il est rare qu'on n'obtienne pas de la sorte, en une séance, la guérison complète de l'aphonie. »

(Voir, partie documentaire, les observations justificatives.)

Le très grand avantage de ce procédé, c'est qu'il permet à tout médecin de faire disparaître une aphonie nerveuse comme par enchantement, en l'absence de tout instrument électrique.

Monsieur le docteur Garel s'adresse maintenant toujours à lui avant tout autre procédé, et on lira dans la partie documentaire de notre travail les nombreux résultats obtenus tant dans sa clinique que dans son cabinet. Cependant, très fréquemment, malgré la disparition de l'aphonie, il termine par quelques excitations électriques pour renforcer la tonalité de la voix qui peut ne pas être très claire dès le début.

Le docteur Bach (1) préconise à peu près la même méthode de traitement, mais oublie de signaler la priorité du docteur Garel qui avait attiré le premier l'attention du public médical sur le même moyen de traitement ; sans doute n'en avait-il pas eu connaissance. On trouvera l'article de Bach résumé en français dans les Annales de Laryngologie de Gougenheim-Lermoyez (1893, page 537).

Deux ans plus tard, le docteur Antonino d'Aguanno, de Palerme (2) revient sur la même question dans un article intitulé :

« *A proposito di una pretesa guarigione miracolosa di mutismo isterico* ».

Après un préambule d'un goût plus ou moins douteux sur les sanctuaires miraculeux qui ont le don d'agacer les nerfs de M. le docteur d'Aguanno qui devrait cependant savoir que ce sont là des questions d'un tout autre ordre, d'une complexité et d'une gravité telles qu'elles planent bien au-dessus des dédains sarcastiques d'une certaine école, l'auteur s'en prend à notre maître, M. Garel, et émet la prétention de lui donner une leçon de galanterie.

Garel, dit d'Aguanno, dans les cas d'aphonie hystérique, applique un coup de poing en pleine poitrine de la malade alors qu'elle ne s'y attend pas. « *Un pugno applicato in pieno petto.* » (sic).

C'est là, continue-t-il, un moyen grossier et peu galant vis-à-vis d'une dame. « *Un po grossolano et poto galante verso signora per bene* », et deux lignes plus loin, il émet des doutes sur la valeur curative de ce procédé qui peut bien, dit-il, provoquer une violente réaction chez la malade, mais qui aurait besoin de confirmation ultérieure.

(1) New-York médical journal, 22 octobre 1872.
(2) Archives de laryngologie de Massei, année 1894, page 152.

Nous tenons tout d'abord à faire remarquer à M. d'Aguanno qu'il a absolument dénaturé le procédé de M. Garel ; nous le renvoyons aux authentiques pour l'édifier sur la question.

Il ne nous déplaît point, en outre, à nous Français, de recevoir de si loin une leçon de galanterie, et nous serons les premiers à reconnaître la haute compétence de M. d'Aguanno en cette matière.

Quant aux résultats de la méthode en question, si douteux qu'ils lui paraissent à priori, il pourra les méditer fructueusement en se reportant à notre partie documentaire.

Donc, en présence d'une aphonie, avant même de rechercher l'agent provocateur, et avant tout autre procédé, on recourera à celui de Garel.

Si ce procédé restait inefficace, car à coup sûr il n'est pas infaillible, on aurait recours à la fadarisation extra-laryngée et au besoin au massage électrique, en s'aidant, dans les cas rebelles, de compressions latérales du thyroïde.

Telles sont les différentes méthodes employées pour le traitement des aphonies nerveuses. Essentiellement capricieuses dans leur mode d'apparition, elles ne le sont pas moins dans leur mode de disparition, et si les divers traitements que nous avons énumérés nous permettent le plus souvent d'opérer une guérison complète, certains cas néanmoins sont absolument rebelles à toutes tentatives quelles qu'elles soient.

Aussi bien ne faut-il pas oublier que nous sommes en présence de véritables nerveux capables de modalités cliniques extrêmement variées. Nous attacher uniquement à la guérison d'une seule manifestation de cet état nerveux, telle l'aphonie, serait envisager la question d'une manière bien étroite et s'exposer à plus d'une récidive.

En conséquence, un traitement général s'adressant à

la tare fondamentale, devra toujours être institué parallèlement avec le traitement local.

Tous les reconstituants du système nerveux, tous les antispasmodiques, tous les calmants, dont la liste est longue, ne seront point négligés. On se souviendra de plus des bienfaits de l'hydrothérapie.

Mais, est-il besoin de le dire, dans un état pathologique, où l'élément psychique est si prépondérant, la première place ne doit-elle pas être donnée à la psychothérapie.

Il nous est impossible de nous étendre sur ce point qui serait à lui seul l'objet d'un travail important ; mais nous avons encore présents à la mémoire les résultats réellement merveilleux obtenus dans cet ordre d'idées par l'éminent docteur Dubois, privat-docent de l'Université de Berne. Durant les longs entretiens personnels dont il a bien voulu nous honorer au lit même de ses malades, en sa clinique privée de Berne, nous nous sommes rendu compte que la psychothérapie, appliquée avec une connaissance approfondie de tous les ressorts psychiques du malade était réellement le seul traitement rationnel de toutes ces psychoses dont l'aphonie est une des nombreuses manifestations.

Dans l'esprit de ces malades, ordinairement si inquiets, imposer le calme intérieur par une gymnastique mentale toute logique, toute naturelle ; les cuirasser contre l'émotion provocatrice de la psychose, par une suggestion pénétrante, subtile, patiente, ennemie de tout procédé artificiel tel que l'hypnose ; substituer chez eux l'auto-suggestion de la santé à l'auto-suggestion de la maladie, fortifier la volonté dans tous ses domaines, à tel point qu'elle devient impérieuse même contre l'assaut pathologique.

Telle est dans ses grandes lignes la méthode qu'avec une pénétrante sagacité, nous avons vu appliquer par le docteur Dubois.

Elle mérite d'autant plus notre attention qu'elle doit être au premier chef la base de tout traitement de l'aphonie nerveuse et qu'on outre, s'adressant à la volonté de l'individu pour la fortifier, elle concourt pour sa part à une œuvre de haute moralité, justifiant une fois de plus le vieil adage :

*Mens sana in corpore sano.*

# CONCLUSIONS

I. — Nous entendons par *Aphonie* « l'impossibilité
où se trouve le malade de parler à haute voix tout en
pouvant encore articuler les mots. Dans l'aphonie
complète la voix est absolument comparable à celle
d'un homme qui parle volontairement à voix basse. »

II. — Toutes les aphonies pures étant toujours, pour
nous, fonction de perturbation cérébrale, nous proposons de substituer la dénomination plus précise
« *d'Aphonie Cérébrale* » à celle plus vague « *d'aphonie nerveuse.* »

III. — L'élément psychique se retrouve à la base de
toutes les aphonies soit infectueuses, soit toxiques, soit
réflexes. L'émotion morale est à elle seule suffisante
pour créer l'aphonie en dehors de toute tare hystérique.

IV. — Le diagnostic de l'aphonie cérébrale s'impose
toujours à première vue ; mais le diagnostic de simu-
lation peut être extrêmement difficile, parce que
l'examen laryngoscopique ne révèle souvent aucune

altération des tissus laryngés, aucune trace de parésie ou de paralysie.

V. — Au point de vue du pronostic nous pouvons dire schématiquement avec M. Garel « que toute aphonie complète et à début brusque guérira rapidement, tandis que toute aphonie incomplète sera d'une guérison difficile et récidivera facilement. »

VI. — Les traitements les plus divers peuvent réussir contre l'aphonie. Mais le *Procédé de Garel* s'impose par sa simplicité, sa rapidité et l'importance de ses résultats. On ne devra recourir aux autres procédés que dans les cas d'échec ou d'insuffisance de ce procédé. La psychothérapie sera le traitement général par excellence.

*Vu :*

LE PRÉSIDENT DE LA THÈSE,

BONDET.

*Vu :*

LE DOYEN,

LORTET.

*Vu et permis d'imprimer :*

LE RECTEUR.

G. COMPAYRÉ.

# APPENDICE

# PARTIE DOCUMENTAIRE

---

## GUÉRISONS OBTENUES PAR LE PROCÉDÉ DU Dr GAREL

Mlle X., 40 ans. Aphonie récidivante depuis quatre mois. — Procédé Garel : résultat complet.

Mlle X, Aphonie récidivante depuis cinq mois. — Procédé Garel : guérison.

Mlle X., début depuis huit à dix jours. — Procédé Garel : guérison,

Mlle X., 23 ans, Aphonie depuis six semaines. — Procédé Garel : guérison.

Mlle X., Aphonie depuis cinq mois à la suite de la mort de sa mère. — Procédé Garel : guérison immédiate.

M, X., 20 ans, Aphonie depuis un mois, — Procédé Garel : retour immédiat de la voix,

M. X., 12 ans. Aphonie brusque après avoir bu de l'eau froide. — Procédé Garel : peu de succès immédiat, la voix revient le lendemain.

M. X., 50 ans. Aphone depuis trois mois. — Procédé Garel : guérison.

Mlle X., très neurasthénique. Aphone depuis deux mois et demi. — Procédé Garel : retour complet.

Mme X., 38 ans. Aphone depuis cinq mois. — Procédé de Garel : guérison avec l'aide de la faradisation.

M. X. Aphone depuis sept mois. — Procédé Garel : guérison avec l'aide de la faradisation.

M. X. Aphonie depuis huit mois. — Procédé Garel : guérison complète.

M. X., 19 ans. Aphone depuis six mois.— Procédé Garel : guérison.

Mlle X., 24 ans. Aphone depuis un an. — Procédé Garel : retour immédiat.

Sœur X. — Procédé Garel : guérison brusque.

Mlle X., 18 ans. Aphone depuis huit mois. — Procédé Garel : guérison.

M. X., 23 ans. Aphone depuis quatre mois. — Procédé de Garel : guérison, mais retour difficile à cause de la mauvaise volonté de la malade.

Mlle X. — Procédé Garel : succès immédiat.

Mlle X. Début depuis quatre mois. — Procédé Garel : retour immédiat.

Abbé X., 21 ans. Aphone depuis trois mois. — Procédé Garel : retour immédiat.

M. X., 50 ans. Début depuis trois semaines. Prend des aphonies depuis plus de vingt mois. — Procédé Garel : guérison.

Mlle X., 27 ans. Début depuis cinq jours. — Procédé Garel et faradisation : guérison.

Mlle X., 10 ans. Aphone depuis trois semaines.— Procédé Garel et faradisation : guérison.

Mlle X, Aphonie récidivante. — Procédé Garel et petit coup de faradisation.

Mlle X., 22 ans. Aphonie remontant à un mois ; l'a déjà

cuo trois fois, mais guérie en deux jours. — Guérison complète en deux minutes avec procédé de Garel.

Mlle X. Aphonie ayant duré tout l'hiver 1887. — Procédé Garel : plein succès en cinq minutes.

Mme X. Aphonie consécutive à une nuit de malaise avec évanouissement. — Procédé de Garel : retour de la voix en moins de deux minutes.

Mme X. Disparition brusque de la voix il y a quatre semaines, après avoir chanté plus que de coutume.— Procédé Garel : retour subit de la voix.

Mme X., 21 ans. Aphone depuis un mois. — Retour complet de la voix par le procédé de Garel et faradisation.

Mlle X., 15 ans. Trois atteintes d'aphonie en un mois. — Procédé Garel : succès immédiat.

Mme X. Début brusque il y a trois mois. — Procédé de Garel et faradisation.

Mme X. Traitée antérieurement pour tumeur du larynx. Simple aphonie nerveuse avec paralysie bilatérale des adducteurs. — Procédé Garel : guérison.

M. X., 13 ans 1/2. Perte brusque de la voix depuis six mois. Parésie des conducteurs. — Procédé Garel : retour immédiat.

Mlle X., 14 ans. Aphonie consécutive à un bain de pied pris pendant les règles. — Procédé Garel : Guérison immédiate.

Mme X. Depuis 2 ans prend des aphonies de un à deux mois. Asthme des foins. — Procédé Garel, aidé d'un peu de faradisation : guérison.

Mlle X., 18 ans, a eu plusieurs aphonies antérieures. Aphonie actuelle consécutive à une application de glace pour une péritonite. — Procédé Garel : guérison. On renforce la voix avec faradisation.

Mlle X., 40 ans. Aphonie depuis dix-huit mois sans rémission. — Procédé Garel : retour immédiat.

Mlle X. Aphonie pour la cinquième fois depuis un mois.
— Procédé Garel : guérison immédiate.

Sœur X., a perdu la voix depuis dix mois. — Procédé
Garel : guérison subite.

Mlle X. Perte de la voix depuis vingt mois. — Procédé
Garel ; retour immédiat de voix, aidé par faradisation.

Sœur X., depuis huit ans perd la voix tous les quinze
jours. Très impressionnable. Quand elle retrouve sa voix,
elle la garde un mois. Suppression et retour brusque de la
voix. — Traitement de Garel ; retour immédiat de la voix.
Récidive trois jours après. Refuse tout traitement.

Mlle X., 14 ans. Stigmates d'hystérie. — Procédé Garel :
guérison. Récidive deux jours après. Nouvelle guérison.
Nombreuses récidives.

Mme X., 44 ans. Aphonies à rechutes. — Procédé Garel :
guérison.

Aphonie depuis six mois, après un lavage dans l'eau
froide. — Procédé Garel ; guérison en quelques minutes.

Mme X. Aphonie récidivante. — Procédé Garel : guérison.

Mlle X., 24 ans. Aphonie à la suite de frayeur. — Procédé
Garel : guérison en vingt-deux minutes. On renforce la voix
avec un peu de faradisation externe.

Mme X. Perte de la voix depuis deux ans. — Procédé
Garel : retour immédiat.

Mlle X., 28 ans. Aphone depuis un mois. C'est la quatrième aphonie. — Procédé Garel : guérison immédiate.

Mlle X., 12 ans. Aphone depuis deux mois. Cordes vocales
blanches sans paralysie apparente. — Procécé de Garel :
guérison.

Mlle X. Aphone depuis deux mois. — Procédé de Garel :
guérison avec l'aide de la faradisation.

Mlle X., 27 ans. Aphone depuis deux mois. Début brusque.
— Procédé Garel : succès complet et immédiat.

## Insuccès du procédé de Garel

Sœur X. Aphonie hystérique datant de trois mois. — Insuccès du procédé de Garel et faradisation intérieure.

Mme X. (1888). Aphonie depuis six mois, est allée à Cauteret sans résultat. — Procédé de Garel ; succès incomplet après efforts très pénibles. La faradisation supprime momentanément tout l'effet obtenu.

Sœur X. — Procédé de Garel : succès incomplet.

Mlle X. Aphonie incomplète depuis deux ans. — Procédé Garel : résultat incomplet.

Mlle X. Plusieurs aphonies. Aphonie actuelle depuis cinq mois. — Procédé Garel : résultat négatif. Retour de la voix par faradisation intense.

Mlle X. Aphonie depuis deux mois. — Procédé de Garel : peu de résultats.

Mme X. Aphonie depuis trois mois. — Procédé de Garel : négatif. Faradisation ramène voix.

Mlle X. Aphone depuis trois semaines à la suite d'une grippe. — Procédé Garel : insuccès. Retour au premier coup de faradisation.

M. X., 49 ans. Aphonie depuis deux mois avec récidive ; cordes normales. — Guérison par faradisation externe. Voix reste un peu rauque.

M. X. fondeur. — Faradisation ramène voix.

Mme X., 39 ans. Aphone depuis quatre mois. — Retour à la première séance de faradisation. Voix parfaite à la deuxième séance.

Abbé X., 37 ans. Aphone depuis 6 jours. — Guérison complète par faradisation.

### Guérisons obtenues par la simple introduction du miroir laryngé

(Cabinet particulier du Docteur GAREL)

Frère X., 31 ans. Aphonie depuis quatre semaines. Reprend la voix par l'introduction du miroir.

M. X. Aphonie depuis vingt-cinq jours. — Retour immédiat de la voix par excitation au miroir.

M. X., 43 ans. Aphonie à rechute. — Guérison immédiate par simple introduction du miroir laryngé.

Mme X. Aphonie brusque fréquente. — Retour immédiat de la voix par introduction du miroir.

Mme X. Aphone depuis un mois. — Retour immédiat de la voix par introduction du miroir.

Sœur X., 24 ans. Aphone depuis quinze jours. — Retour immédiat de la voix par excitation du miroir.

Mlle X., 23 ans. Aphonie depuis six semaines. — Retour immédiat de la voix par excitation du miroir.

Mlle X., 13 ans. Aphone depuis trois semaines. — Retour immédiat de la voix par introduction du miroir.

Mme X. Aphone pour la deuxième fois. — Retour immédiat de la voix par introduction du miroir.

Mlle X., 27 ans. Aphone depuis quelques semaines. — Retour de la voix par introduction du miroir.

# INDEX BIBLIOGRAPHIQUE

# INDEX BIBLIOGRAPHIQUE

Aquanno Antonino. — A proposito di una pretesa guarigione miracolosa di mutismo isterico. Arch. ital. de
laryng. anno XIV, 1891.

Allen. — Loss of voice in public speakers Boston, méd.
et S. J. 1889-220.

Andral. — Clinique médicale 1834. — Gaz. méd. de
Paris 1839.

Arnold. — Two cases of aphonia periodica. Tr. m. soc.
Cal. San-Fran. 1887. 222.

Barella. — Amputation de la deuxième phalange du
médius droit. Mutisme survenu subitement. — Arch.
méd. Belge, Brux. 1861. 250.

Bartholin. — Aphonologie seu de aphonica 1681.

Belger. — Note sur un cas de mutisme hystérique suivi
de guérison. — Abeille méd. 1876. 89.

Bennati. — Etudes phys. et path. sur la voix humaine.

Berches. — Aphonie cessant périodiquement à l'époque
des règles. Ann. soc. de méd. d'Anvers 1847. 57.

Branchi L. et Massei F. — Sopra in caso di aphonia
istero-traumatica. — Arch. ital. di laryng. Napoli
1895. XV. 145.

Bierbaum. — Aphonie in folge. — Berlin 1866.

Bilhoch (C.) — De aphonia. — Thèse Iéna 1702.

BLACHE. — Dictionn. de médecine 1823. — Compendium de méd. prat. 1835.

BLONDIAU. — Annales des maladies d'oreille. — Tome II, p. 326, de Gougenheim-Lermoyez.

BOOBERGER. — On aphonia 1815.

BREBION. — Aphonie complète par lésion nasale. — Revue mensuelle de laryng. n° 2 1885.

BURCHARDI. — Sixtens casum aphoniæ chronicæ cum epicrisi. — These Argentorati 1773.

BUSSARD. — Perte subite de la parole et de la vue au début d'une amydallite phlegmoneuse. — Rec. de méd. milit. Paris 1876. 2e s. XXXIII. 103.

CHARCOT. — Clinique gaz. des hôpitaux 1886.

CLÉMENS (Th.) — Un cas d'aphonie hystérique guéri par l'application de l'électricité sur les branches musculaires de l'accessoire de Willis. — Ann. Gougenheim-Lermoyez 1891. 614.

COLOMBAT, de l'Isère. — Maladies de la voix 1838.

COMAUDRE. — Aphonie datant de deux ans, guérie par l'usage des eaux de Cauterets. — Lyon méd. 1875. XX.

CORSON. — Traitement of voice from by borax and nitrate of potassium. — Méd.-Rec. New-York 1873. VIII. 6.

CRAUSE. — De aphonia 1702.

CROS. — Perte de deux facultés spéciales, celles d'articuler les mots et celle de chanter. — France méd. 1881. II. 58.

CROUZILLAC. — Sur un cas d'aphonie réflexe d'origine nasale chez un hystérique. — Annales Gougenheim-Lermoyez 1897. 531.

Les dégénérescenses du cornet inférieur. — Thèse Toulouse 1897.

CZERMAK. — Du laryngoscope. — Paris 1800.

DELIOUX. — Traitement de l'aphonie par l'éther. — Bull-Chérap. 1852. XIII. 885.

DESPLATS. — Note sur le traitement des aphonies nerveuses par l'électricité. — J. des sc. méd. Lille 1882. 161.

DESVERNINE. — De l'influence des tractions linguales sur certaines aphonies nerveuses. — Ann. des maladies de l'oreille. Gougenheim-Lermoyez 1893. 668.

Dictionnaire de DECHAMBRE. — Article aphonie. — Larynx (Pathologie).

Dictionnaire de JACCOUD. — Aphonie.

Dictionnaire en 60 vol. 1812.

DIDAY. — Note sur une forme peu connue d'aphonie syphilitique. — Gaz. méd. de Lyon 1860. XII. 35.

DUCHEMIN, de Boulogne. — De l'électrisation localisée 1861.

DUVAL. — Aphonie datant de huit mois. Guérison. — Journal des conn. méd. prat. Paris 1858. 337.

EHRMANN. — Note sur l'aphonie consécutive à la ligature de l'artère carotique. — In-8 Paris 1866.

EMMINGAUS. — Wirgungen der galvanization am Kopfe bei aphonie nachgewiesen am bilde der empfindlichen flamme. — Arch. f. prychiatrico 1874. 558.

FAUVEL. — Aphonie albuminurique. — Congrès méd. de France 1863. — 83.

FINLAYSON. — Clinical lecture of the loss of speec Glascow m. J. 1879. XII. 172.

FLEURY. — De l'aphonie nerveuse à frigore. — Ann. soc. de méd. de Saint-Etienne 1881. VIII. 205.

FLINT. — On fonctionnal aphonia : The pathological relations of chronic larynhitis. — Ann. méd. times New-York 1861. II. 75.

FOIX. — Un cas d'aphonie nerveuse chez une tuberculeuse. — Rev. Hebd. de laryng. 12 septembre 1893.

FOLLENFANT. — De l'aphonie nerveuse. — Thèse de Paris 1878.

FRITSCHE. — Zur casuistik der aphonie spastica. — Berlin. Kl. Wok 1880. 214.

GANEL. — De la gymnatique vocale dans le traitement de la voix eunuchoïde et de l'aphonie hystérique. — Province méd. 1886. 51.

GAY. — Aphonie guérie par inhalation d'acide carbonique. — Gaz méd. de Lyon 1868. XX.

GARRETSON. — Clinical notes on aphonia of thirtheen mouths standings : Cure after fifty days of treatement. — Phila. méd. Times 1870. 318.

GERHARDT. — Acuter geleukrheumatismus, damit sofort aphonie ; heilung durck faradisation. — Arch. f. path. anal. 1863. XXVIII. 290.

GERNER. — Heilung ammoniacelishe dampfe zeitsch f. der Ges méd. — Hambourg 1839. X. 255.

GIBLE. — Case of sud den aphonia from cold, auto laryngoscopique. — Lancet-Loud. 1862. II. 580.
Fonctionnal aphonia of the gears duration hereditary. — Traité path. soc. London 1861, p. 35.

GOUDARD. — Aphonie hystérique. Guérison par une pulvérisation phéniquée appuyant la suggestion impérative à l'état de veille. — Ann. de psych., février 1895.

GOUGENHEIM. — Aphonie nerveuse chez une tuberculeuse. E artement permanent des cordes vocales inférieures. Aphonie nerveuse chez une tuberculeuse. — Annales de Gougenheim-Lermoyez. 1883.

GRANT. — Aphonie fonctionnelle avec phonation par les cordes vocales supérieures. — Résumé dans Ann. Gougenheim-Lermoyez. 1897, p. 317.

GRIFFINI. — Aphonie hystérique avec conservation de la voix chantée. — New-York. Méd. Journ. 20 mai 1893.

GROLLEMAND. — Aphonie datant de plus de six mois, rapidement guérie par l'application de l'électricité d'induction. — Revue méd. de l'Est. 1875. 709.

GROSSMAN. — Die diagnostisch bedeutung der aphonie. — Wiener méd. Presse. 1892. 371.

HAMON. — Aphonie alcoolique. Gaz. des hôpit. Paris. 1890. 221.

HERPIN. — Mutisme intermittent. Union méd. 1861. 202.

HEYMANN. — Ein fall von phonatorischen Krampf der falschen stimmbander. — Wiener méd. Bl. 1878. I. 162.

HITZ. — De l'aphonie, de l'enrouement chronique et de leur traitement par les moyens topiques. — Gaz. méd. de Strasbourg. 1812. 81.

HOFFMANN. — Opera omnia. Genève. 1748.

HUFELAND's JOURNAL. — Cahier supp. 1825.

JACCOUD. — Pathologie interne. 5ᵉ édition. 1877.

JOAL. — Aphonie d'origine olfactive. — Soc. franç. de laryng. Mai 1893.

JONES. — Cure de l'aphonie par les purgatifs. — Edimb. Journ. méd. 1809. 281.

JOSQUIÈRE. — Dritter beitrag zur kenntniss der aphonie spastica. — Monatschrift f. Or. Berlin. 1883. 121.

KRAUSE. — Aphonia und dyspnœa (laryngo) spastica. — Berl. Kl. Wok. 1886. 557.

LAFITTE. — Essai sur les aphonies nerveuses. — Paris. Thèse 1872.

LAGARDE. — Thèse de Paris 1855. De l'aphonie nerveuse. — Gaz. méd. de Lyon. 1866.

LAGNEAU. — Traité des maladies syphilitiques. 1827.

LANDGRAF. — Ein fall von aphonia spastica. — Charité Annalen 1887. XII. 231.

LENTE. — Relief of certain forms of aphonia by anesthetic vapors. Ann. m. bines. New-York. 1891. II. 221.

LERMOYEZ et CROISIER. — Bull. et mémoire de la Soc. de méd. des hôpitaux, nᵒ 11. Avril 1892.

LIÉGEOIS. — Plusieurs cas curieux d'aphonie. — Bull. méd. Vosges, Rambervillers 1887. 88. 11.

LIEUVILLE et DEBONE. — Note sur un cas de mutisme hystérique suivi de guérison. — Progrès médical. 1876. 145.

LUGANNO. — Sur le diagnostic et le traitement de l'aphonie hystérique. — Résumé dans Ann. Gougenheim-Lermoyez. 1890.

LUSITANUS. — De méd, princip. hist. 1642.

MACKENSIE. — Functional aphonia. — Méd. binies et Gaz. London. 1863. t. 181.

— On the treatement of fonctionnal aphonia of may years'standing by the dire et application of galvanism of the vocal cords. — Dublin M. Prem et Cire. 1860. t. 23.

— Faradisation and galvanisme in aphonia and weaavnss of the voice — Practionner London 1869. ii. 140.

MANDELSTAMM. — Un cas d'aphonie histérique. Annales Gouhenheim-Lermeyez. 1895. ii. 151.

MANDL. — Gaz hôp. 1861.

MARCHAL. — Aphonie matinale passagère d'origine nasale et pharyngée. — Gaz. méd. Picardie. Mai 1896.

MARTEL. — Thèse de Paris 1877.

MARTEL. — Contribution à l'étude de l'aphonie simulée. Ann. Goug. et Lerm. Juillet 1880 et 1882. 320.

MÉLIER. — Rev. méd. 1842.

MICHAEL. — Aphonia und dyspnea spastica. — Wienn. méd. Presse. 1885. 1288. 1317.

MICHELSON. — Amsterdam. Nouvelle méthode de traitement de l'aphonie hystérique. — Ann. Goug. et Lerm. 1895. ii. 65.

MISCELL. — Nat. cur. An iv, obs. 07 ; an ix.

Mons (Robert). — Un cas d'aphonie. — Brit. méd. journ. 21 mars 1890. Ann. Goug. et Lerm. 1890. ii. 803.

MOURA. — Bouronillon. Laryngotomie guérison. — Gaz. hôp., Paris. 1866. 531.

MOURE. — Sur un cas d'aphonie simulée et un fait d'aphonie nerveuse chez les enfants. — Rev. mens. de laryng. 1885. 311.

OLIVER. — Cases of aphonia from paralysis of intrinsic muscles of the larynx treatement by external manipulationof the organ and restoration of the voice in a single sitting. — Ann. méd. sc. 1870. 305.

OLIVIER A. et BERGERON G. — Aphonia Lancet. — London 1866. t. 171.

OLIVIER, d'Angers. — Arch. de médecine. 1820.

OLTENZISKI. — Cité in Ann. Goug. et Lerm. 1887. 391.

ONODI. — Aphonia spastica. — Pest. méd. Chir. Presse. Budapest. 1892. 737.

OSANN. — Ueber aphonia. Ch. Wurzbourg, 1882.

PALMER. — On fonctional aphonia. — Lancet London, 1866. I. 171.

PERMEWAN. — The nose-pharynx in relation to voice. Liverpool m. chir. J. 1896. 193.

PETERS. — On the pathology and treatement, of. aphonia. W. Virg. M. student. — Wceling, 1875. I. 1. 8.

PEYRISSAC. — Aphonie nerveuse à frigore chez un enfant. — Ann. de la polyclin. de Bordeaux; 1889. 20.

PHILIPPEAUX. — Cas d'aphonie guéri par l'excitation électrique du nerf laryngé inférieur. — Ann. Soc. de méd. de Lyon, 1866. XIV. 283. — Nouvelle observation. — Bull. thérap 1856. t. 274. — Nouvelle observation. — Gazette méd. de Lyon, 1868. XX. 359.

PIGEAUX. — Aphonie, seul symptôme d'une affection cérébrale, parole recouvrée par l'éducation J. univ. de m. et chir. prat. — Paris, 1831. IV. 270.

PORTER. — Aphonie. — St-Louis m. et S. J. 1876. — The aphonia of phtisis St-Louis. Clin. Rec. 1878. V. 110.

POYET. — Paralysies du larynx, 1277.

RENNES. — Obs. d'aph. interne. — Arch. de méd. 1820.

REGNIER. — Cas d'apphonie suivie de mutisme guéri par une seule application de l'électricité. — Echo méd. Vouchatel, 1861. v. 511.

RICHELOT. — De la cure thermale du Mont-Dore dans le traitement des affections chroniques du larynx et en particulier de l'aphonie. — Union méd. Paris, 1869. VII. 315-189.

ROBINSON. — Application of. electricity of the vocal cords. — Ann. méd. s.c. 1877. 123.

Rochoux. — Recherches sur l'apoplexie. — London. Méd. Gaz. 1834.

Saucerotte. — Note sur l'emploi de l'alun à l'intérieur dans certaines aphonies. — Bulletin thérap. 1850. 38. 360.

Saville. — Aphonie hystérique chez une femme de 70 ans, guérison. Lancet, 18 août 1880.

Schech. — Uber heiser Keit und stimmlasigkeit. — Arz. int. Blatt. 1876. xxiii. 381.

Schenck. — De aphonia 1658.

Schivardi. — Aphonia completa guarita con una sola applicazione elettrica. — Gaz. méd. ital. lomb. Milano 1867. 271.

Schmitzler. — Aphonie fonctionnelle, son traitement par l'hypnostisme et la suggestion résumé par Ann. Goug. et Lerm. 1890. 301.

Semon. — A case of aphonia spastica. St-Thomas hôpit. rep. 1883. 121.

Simyan. — Syphilis laryngée tertiaire 1877.

Smeleder. — Physiologische und. patholog. betrachtungen uber heiserkeit und Himm losigkeit Welinbl. d. Jeutsch d. k. Geselsh des Azerte in Wien. 1862. xviii, 33. 45.

Spaak. — Du traitement de l'aphonie par l'électricité. — J. de Méd. chir. Bruxelles, 1877. 74.

Stokes. — Maladies de la crosse de l'aorte. — Dublin, 1854.

Straight. — A case of aphodica du to hypertrophic rhinitis. — Méd. record. New-York 1883. x. iv. 681.

Stuffer. — De l'aphonie toxique. Thèse de Berlin. — 1807.

Panqueret des Planches. — Traité des maladies du plomb. 1839.

Tarrance. — Completa Aphonia of nearly five years ostanding cured by the repeted application of faradisation of the vocal cords. — Lancet. London.

Thaon de Wice. — Ann. Goug. et Lermoy. 1881. 30. — 1881. I. 735.

Trasher. — Thre cases of aphonia. (Cincinnati unos et Dout. 1885. 86. 353.

Tilley Herbert. — Cas d'aphonie fonctionnelle, veines variqueuses de la base de la langue. — Ann. Goug. et Lermoyez, 1890. 202.

Tissot. — Des paralysies laryngées, 1870.

Tollius. — Sistens casum bigam ad memoriam maxime insignum. — Thèse de Haloe. — Magdelus 1810.

Traités de Pathologie interne passim.

Traités de Laryngoscopie passim.

Trousseau. — Clinique de l'Hôtel-Dieu.

De l'aphonie, ses causes, son traitement. — Gaz. des hôpit. Paris, 1817. 588.

De la cautérisation du larynx dans certains cas d'aphonie chronique. — J. des Com. m. chir. — Paris, 1832. I. 270.

Valleix. — Guide du médecin praticien — 4e édition, 1800.

Watson. — Ou aphonica, with illustration cases. — Lancet. London. 1800. II. 6.

Woillez. — Union méd. 1855.

Ziegler. — De aphonia périodica e vernibus orta. — S. M. Basilea. 1721.

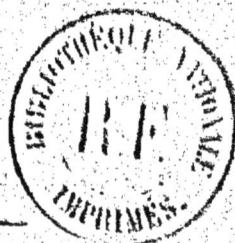

# TABLE DES MATIÈRES

———

Pages.

Dédicace . . . . . . . . . . . . . . . . . . . . . . .

Avant-Propos . . . . . . . . . . . . . . . . . . . 1

Etiologie . . . . . . . . . . . . . . . . . . . . . 5

Symptomatologie . . . . . . . . . . . . . . . . . 20

Diagnostic . . . . . . . . . . . . . . . . . . . . 28

Pathogénie . . . . . . . . . . . . . . . . . . . . 37

Traitement . . . . . . . . . . . . . . . . . . . . 40

Conclusions . . . . . . . . . . . . . . . . . . . 49

Partie documentaire . . . . . . . . . . . . . . . 53

Bibliographie. . . . . . . . . . . . . . . . . . . 61

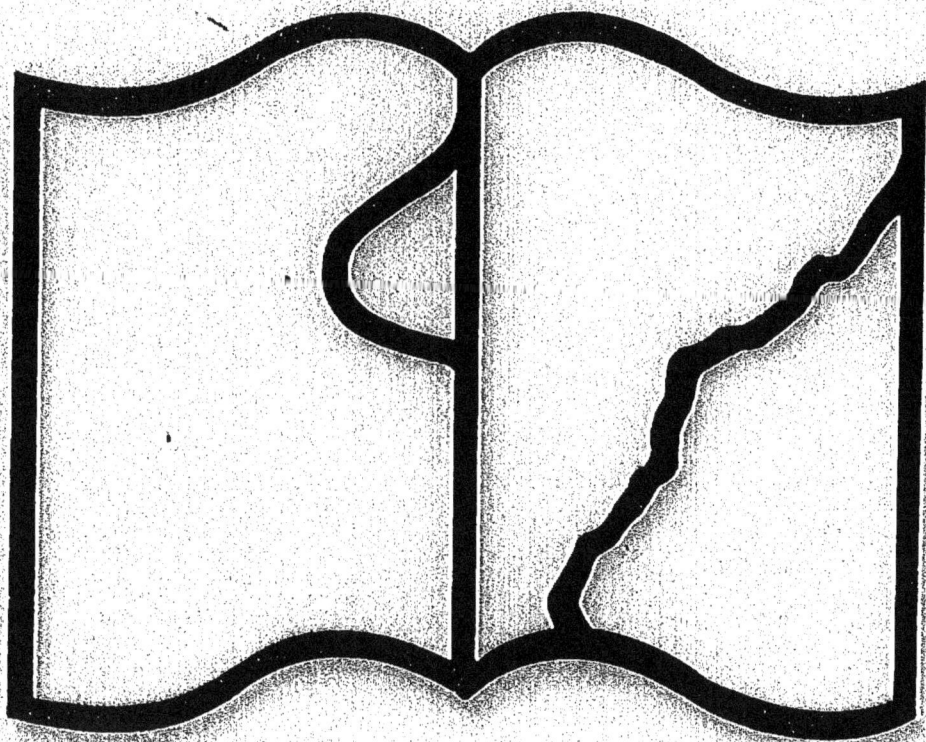

Texte détérioré — reliure défectueuse

NF Z 43-120-11

www.ingramcontent.com/pod-product-compliance
Lightning Source LLC
Chambersburg PA
CBHW071242200326

41521CB00009B/1586